Ein Wort zu

Mit Hilfe von *Klevers Kalorien-Joule-Kompaß* haben bisher über eine Million Benutzer gelernt, kalorienbewußt zu leben. Er ist zum ständigen Begleiter und zum oft befragten Ratgeber geworden. Ungezählte Zuschriften an Autor und Verlag beweisen, daß er auch vielen Menschen geholfen hat, ihre überflüssigen Pfunde loszuwerden.

Diese Neuausgabe ist eine vollständige Überarbeitung und wesentliche Erweiterung der bislang schon sehr erfolgreichen Sammlung von Lebensmitteln und Getränken mit ihren Kalorien-Joule-Angaben. Die nunmehr über 4500 Werte sind zusammengefaßt in zwei Tabellen:

- **Nahrungsmittel und Getränke von A bis Z** (Seiten 15 bis 78)
- **Essen außer Haus** (Seiten 79 bis 88)

Angegeben sind sowohl die Werte der Grundlebensmittel in all ihren Variationen, der Grundzutaten für die Vollwertkost, jene der neuen exotischen Früchte als auch der neuesten Produkte der Lebensmittelindustrie, die uns bei Redaktionsschluß vorlagen. Sie finden zudem Angaben über alkoholhaltige und alkoholfreie Getränke.

Auf Wunsch vieler Leser habe ich das Angebot an Eissorten und Süßigkeiten soweit erfaßt, wie mir die Firmen Auskunft erteilt haben. Süßigkeiten, die Sie in diesem Kompaß nicht finden, lassen sich in etwa so berechnen: Bonbons nach dem Kalorien-Joule-Wert von Zucker, Knabberriegel nach ihrer Zusammensetzung, meist also Nüsse und Schokolade.

Für jedes Lebensmittel und jedes Getränk sind exakte Mengen ausgewiesen; nur so ist eine genaue Kalorien-Berechnung möglich.

Die in den Tabellen enthaltenen Maße und Zeichen werden auf Seite 14 erklärt. Die Anleitung zur Tabelle für das **Essen außer Haus** finden Sie auf Seite 79.

In beiden Tabellen sind nach wie vor Bezeichnungen für Lebensmittel enthalten, die in Österreich und der Schweiz gebräuchlich sind oder sich in den deutschen Landschaften unterscheiden.

Und noch etwas sollten Sie wissen: Dem Alltagsgebrauch entsprechend, stehen die Kalorien- vor den Joule-Angaben. Wenn ich von *Kalorien* und *Joule* spreche, meine ich selbstverständlich *Kilokalorien* und *Kilojoule* (Seite 5). Ich habe es vorgezogen, die Begriffe zu verwenden, die in der Umgangssprache üblich sind. Wollen Sie nur ganz einfach über die Energiewerte von Lebensmitteln Bescheid wissen? Möchten Sie Ihr Gewicht halten und deshalb kalorienbewußt essen? Oder haben Sie sich vorgenommen, abzunehmen? *Klevers Kalorien-Joule-Kompaß* ist in jedem Fall der ideale Ratgeber und die optimale Hilfe. Hier haben Sie nicht nur alle Werte übersichtlich und schnell zur Hand, sondern auch weitere wichtige Informationen: Es wird klar definiert, was man unter *Normalgewicht, Übergewicht und Wohlfühlgewicht* versteht (Seite 4); es werden die Zusammenhänge zwischen *Brennwert der Lebensmittel* und täglichem *Kalorienbedarf* erklärt (Seite 5); Sie erhalten konkrete Ratschläge, wie Sie Ihre *Ernährung ausgewogen zusammenstellen* (Seite 9). Wer abnehmen will, bekommt als zusätzliches Hilfsmittel die auf der Umschlaginnenseite eingelegte **Erfolgs-Kontrollkarte** an die Hand; wie sie Ihnen helfen kann, erfahren Sie auf Seite 11.

Noch ein Tip zum Schluß:

Wenn Sie andere Kalorien-Joule-Tabellen anschauen, werden Sie vielleicht eine Abweichung der Werte feststellen. Sie sind zum einen Ergebnisse unterschiedlicher Untersuchungsmethoden und chemischer Analysen; zum anderen sind die untersuchten Produkte nicht identisch. Gravierend sind die Unterschiede kaum. Sie dürfen nur eines nicht machen: mehrere Tabellen gleichzeitig benutzen und sich überall die niedrigsten Werte heraussuchen. Denn dann betrügen Sie sich selbst. Wenn Sie nur *Klevers Kalorien-Joule-Kompaß* benutzen, werden Sie den gleichen Erfolg haben wie schon über eine Million ernährungsbewußte Leser vor Ihnen!

Inhalt

Normalgewicht – Übergewicht – »Wohlfühlgewicht«

Haben Sie eigentlich Ihr Normalgewicht, das Sie halten wollen, oder kämpfen Sie mit Übergewicht? Welches ist denn Ihr »richtiges« Gewicht, und wann sind Sie zu dick? Genau und allgemeinverbindlich läßt sich dies sicher nicht definieren, da das Gewicht vom Körperbau, dem Knochengerüst und dem Typ eines Menschen abhängig ist. Alle gängigen Berechnungsmethoden geben nur Grenzwerte an, bei denen das Übergewicht beginnt. Die bekannteste Methode, die auch ich meinem persönlichen Schlankheitsprogramm zugrunde gelegt habe, ist die Broca-Formel (benannt nach dem französischen Anthropologen und Arzt Paul Broca): Ziehen Sie von Ihrer Körpergröße in Zentimetern 100 ab – so kommen Sie auf Ihr Normalgewicht (in Kilogramm). Eine Frau mit 170 Zentimetern Körpergröße dürfte demzufolge 70 Kilo wiegen; besser sieht sie sicher mit 66,5 Kilo aus. Also bei Frauen nochmals minus 5 Prozent.
Das Übergewicht beginnt bei Frauen mit 10 Prozent, bei Männern mit 15 Prozent über Normalgewicht nach Broca. Demnach hat eine Frau von 170 Zentimetern Körpergröße mit 77 Kilo Übergewicht, ein Mann von 180 Zentimetern Körpergröße mit 92 Kilo.
Nun ist das Gewicht, wie gesagt, etwas ganz persönliches; der eine fühlt sich mit ein paar Kilo über seinem Normalgewicht recht wohl, dem anderen ist es erst bei einigen Kilo unter Normalgewicht behaglich. Ärzte sind heute der Ansicht, daß einige Kilo mehr erlaubt sind, wenn man sich damit wohl fühlt. »Sich wohl fühlen« ist ein ausgesprochen subjektives Empfinden. Nach Meinung der Ärzte ist das »Wohlfühlgewicht« das für Ihre Gesundheit ideale, also ein Gewicht, das Herz- und Kreislauf nicht belastet, Ihre Beweglichkeit nicht einschränkt und Ihren Stoffwechsel nicht entgleisen läßt.
Bestimmen Sie im Zweifelsfall zusammen mit Ihrem Arzt das Gewicht, das Sie entweder halten oder erreichen sollten, damit Sie sich körperlich und nicht zuletzt auch seelisch wohl fühlen.

Wieviel Kalorien/Joule brauchen Sie?

Um leben zu können, brauchen wir Energie. Diese Energie holt sich unser Körper aus der Nahrung, die er umwandelt in Wärme, damit die Körpertemperatur ständig bei etwa 37 °C liegt, in Elektrizität, damit das Nervensystem funktioniert, in Bewegungsenergie, damit wir laufen, zupacken und atmen können.
Die Umwandlung der Nahrung in Energie erfolgt im Körper durch einen Verbrennungsprozeß, den man Stoffwechsel nennt. Energielieferanten sind die drei Grundnährstoffe *Fett, Eiweiß* (Protein) und *Kohlenhydrate. Vitamine* und *Mineralstoffe* sind, obwohl sie keinen Energiewert haben, für die Steuerung unseres Stoffwechsels und die Erhaltung bestimmter Körpersubstanzen ebenfalls lebensnotwendig. Geben wir einem Ofen mehr Kohlen als nötig, strahlt er entsprechend mehr Hitze aus und beginnt schließlich zu glühen. Wenn wir unseren Körper überfüttern, ihm also mehr Energie zuführen, als er braucht, werden wir weder heißer, noch platzen wir vor Energie. Vielmehr verwandelt der Körper ein Zuviel an Energie = Kalorien in Depotfett. Fett deshalb, weil dieses ihm bei kleinstem Gewicht die größten Energiereserven bringt, doppelt soviel wie Eiweiß, das unter anderem der Funktion der Muskeln dient. Darum werden wir durch eine zu hohe Kalorienzufuhr dick und nicht muskulös.
Was man täglich essen darf, ohne dicker zu werden oder abzunehmen, nennt man den *Kalorienbedarf.*
Die Nahrungsmittel werden nach ihrem Energiewert (Brennwert) gemessen und berechnet. Die Maßeinheiten dafür sind die *Kilokalorie* beziehungsweise das *Kilojoule.*
Wer es genau wissen möchte: 1 Kilokalorie ist die Energiemenge, die nötig ist, um 1 Liter Wasser um 1 °C zu erwärmen. 1 Kilojoule ist jene Energie, die aufgewendet werden muß, um 1 Kilo in 1 Sekunde 1 Meter fortzubewegen.
1 Kilokalorie entspricht 4,186 Kilojoule.
Bei den Grundnährstoffen hat Fett den höchsten Brennwert: pro Gramm 9,3 Kilokalorien (39 Kilojoule); Eiweiß und Koh-

lenhydrate sind mit 4,1 Kilokalorien pro Gramm (17 Kilojoule) gleichwertig.
Der tägliche Kalorien- beziehungsweise Energiebedarf setzt sich zusammen aus:

- dem Grundumsatz – der Energiemenge, mit der das Leben in Ruhestellung erhalten wird;
- dem Arbeitsumsatz – der Energiemenge, die der Körper für jede Form von Betätigung braucht;
- der Energie, die der Körper durch Verdauung und Wärmeabstrahlung verbraucht.

Man berechnet seinen *Grundumsatz,* indem man sein Gewicht (in Kilogramm) mit 25 multipliziert. Wer also 70 Kilogramm wiegt, verbraucht für seinen Grundumsatz schon 1750 Kilokalorien. Dazugezählt wird der *Arbeitsumsatz.*
Die vom Körper benötigte Energie für Verdauung und Wärmeabstrahlung läßt sich etwa mit 12 Prozent der Gesamtkalorien (Grundumsatz plus Arbeitsumsatz) ansetzen. Zählt man nun alle errechneten Werte zusammen, kommt man auf seinen persönlichen Energie- beziehungsweise Kalorienbedarf.
Wenn Sie Ihren *Arbeitsumsatz* selbst errechnen möchten, kann Ihnen die Zusammenstellung auf Seite 7 eine Hilfe sein. Wissen Sie beispielsweise, daß Sie 60 Minuten Ski-Langlauf machen müssen, um eine Tafel Schokolade »abzuarbeiten«? Je intensiver und schneller wir etwas tun, desto mehr Energie und damit Kalorien/Joule werden verbraucht. Das kann bis zum Fünffachen gehen.
Wenn Sie es sich leichter machen wollen, also gar nicht rechnen möchten, können Sie für Ihren *Kalorienbedarf* die in der Tabelle auf Seite 8 angegebenen Richtwerte als Anhalt nehmen.

Energieverbrauch bei verschiedenen Tätigkeiten

Kalorien-/Joule-Verbrauch, pro 30 Minuten gerechnet (der Grundumsatz wurde abgezogen):

	kcal	kJ
Schlafen	0	0
Bequem liegen	10	42
Bequem sitzen	13	54
Bequem stehen	22	92
Stricken	28	117
Auto fahren, Landstraße	30	126
Sitzend mit der Hand schreiben	31	130
Schreibmaschine schreiben, elektrisch	36	151
Klavier spielen	40	167
Schreibmaschine schreiben, mechanisch	44	184
Handwäsche	57	239
Schuhe putzen	63	264
Mit Kindern spielen	70	293
Morgengymnastik, leicht	70	293
Teig kneten mit Hand	72	301
Beischlafen	75	314
Geschirr spülen mit Hand	76	318
Radfahren, 10 km/h	84	352
Kartoffeln schälen	84	352
Mauern	85	356
Wände streichen	88	368
Staubsaugen	88	368
Mit Hunden spielen	90	377
Einkaufen mit 7-Kilo-Tasche	90	377
Bügeln mit Bügeleisen	91	381
Betten machen	91	381
Staub wischen	93	389
Teppich klopfen	94	393
Gehen, 5 km/h	94	393
Auto fahren, Stadt, Hauptverkehrszeit	96	402
Bowling	97	406
Fenster putzen	99	414
Holz hacken	112	469
Schubkarre mit 100 kg schieben	115	481

	kcal	kJ
Bohnern mit Bohnerbesen	118	494
Kniend scheuern	120	502
Unkraut jäten	133	557
Wäsche aufhängen	150	628
Golf	150	628
Gymnastik	150	628
Holz stapeln	154	645
Nadelholz sägen	154	645
Tanzen, Foxtrott	156	653
Tischtennis	165	691
Tanzen, Wiener Walzer	171	716
Krafttraining 10mal pro Minute 1 Meter heben:		
10 Kilo	180	753
20 Kilo	240	1005
30 Kilo	360	1507
Laubholz sägen	185	774
Tanzen, Rumba	210	879
Tennis, Einzel	225	942
Fußball	232	971
Radfahren, 20 km/h	234	980
Ski-Langlauf, 4 km/h	240	1005
Geräteturnen	245	1026
Treppen steigen, 60 Stufen/min.	249	1042
Schnee schaufeln	250	1047
Baum fällen	254	1063
Reiten, Galopp	265	1109
Ski alpin, Schußfahrt	270	1130
Bergsteigen	290	1214
Tanzen, Rock 'n' Roll	300	1256
Joggen, 10 km/h	330	1381
Schwimmen, Brust, 50 m/min.	330	1381
Laufen, 15 km/h	390	1633
Ski-Langlauf, 8 km/h	390	1633
Schwimmen, Kraul, 50 m/min.	420	1758
Ski-Langlauf, 10 km/h	450	1884
Ski alpin, Slalom	690	2888
Jede Art von Leistungssport ab	750	3150

Höhe des täglichen Kalorienbedarfs nach DGE

	kcal	kJ
Säuglinge		
0– 2 Monate	550	2300
3– 5 Monate	750	3140
6–11 Monate	850	3560
Kinder		
1– 3 Jahre	1100	4600
4– 6 Jahre	1500	6280
7– 9 Jahre	1900	7950
	männlich/weiblich	
10–12 Jahre	2300/2200	9620/ 9200
13–14 Jahre	2700/2500	11300/10460
Jugendliche		
15–18 Jahre	3000/2400	12550/10040
Erwachsene		
19–35 Jahre	2600/2200	10880/ 9220
36–50 Jahre	2400/2000	10040/ 8370
51–65 Jahre	2200/1800	9200/ 7530
über 65 Jahre	1900/1700	7950/ 7110
Schwangere		
ab 4. Monat	+ 300	+ 1260
Stillende	bis + 700	bis + 2930

Die für Erwachsene angegebenen Werte gelten für Leichtarbeiter mit überwiegend sitzender Tätigkeit wie Buchhalter, Sekretärinnen, Schalterbeamte.
Für Mittelschwerarbeiter wie Hausfrauen, Ärzte, Handwerker oder Verkäuferinnen
bis + 600 bis + 2510
Für Schwerarbeiter wie Landwirte, Metallarbeiter, Büglerinnen
bis + 1200 bis + 5020.

So essen Sie richtig

Bei richtiger Ernährung kommt es darauf an, daß

- wir nicht zu kalorienreich essen;
- wir unserem Körper die *Grundnährstoffe Fett, Eiweiß* und *Kohlenhydrate in einem ausgewogenen Verhältnis* zuführen;
- wir mit der Nahrung ausreichend *Vitamine, Mineralstoffe* und pflanzliche Rohfasern *(Ballaststoffe)* zu uns nehmen.

Die tägliche Kalorienzufuhr können wir selbst festlegen (Seite 5). Die *Grundnährstoffe in einem ausgewogenen Verhältnis zuzuführen,* bedeutet nach heutigen Erkenntnissen, daß wir pro Tag etwa 80 Gramm Fett, 90 Gramm Eiweiß und 340 Gramm Kohlenhydrate mit unserer Nahrung aufnehmen sollten.

Unser *Eiweißbedarf* sollte zu einem Drittel aus tierischem (zum Beispiel Fleisch, Fisch, Milch, Käse, Eier), zu zwei Drittel aus pflanzlichem Eiweiß (zum Beispiel Linsen, Haferflocken, Vollkornbrot, Kartoffeln, Reis) gedeckt werden.

Unseren *Fettbedarf* decken wir aus Fetten mit lebensnotwendigen Fettsäuren und Vitaminen wie Butter, Margarine und Pflanzenölen.

Die *Kohlenhydrate* sollten möglichst mit *Ballaststoffen,* die für eine regelmäßige Verdauung und Entschlackung des Körpers sorgen, sowie mit *Vitaminen* und *Mineralstoffen* gekoppelt sein. Wir sollten also bevorzugt Obst, Gemüse, Vollkornprodukte, Hülsenfrüchte und Kartoffeln essen.

Des weiteren ist es empfehlenswert, sich bei der Ernährung an folgende Regeln zu halten:

- Das *Frühstück* sollte eiweißreich sein, etwa mit Vollkornbrot, Müsli, Obst, und etwa 30 Prozent der täglichen Kalorienmenge ausmachen.
  Wer ein Frühstücksmuffel ist, sollte nicht bis mittags nüchtern bleiben, sondern sich eine leichte Zwischenmahlzeit gönnen.
- *Mehrere kleine Mahlzeiten* pro Tag sind besser als drei große, sofern die zulässige Kalorienzahl dabei gleich bleibt. So werden Leistungsabfall und das Aufkommen von Heißhunger,

bei dem man meist sehr unkontrolliert ißt, verhindert.

- Das *Abendessen* sollte leicht sein und nicht unmittelbar vor dem Zubettgehen eingenommen werden.
- Gedankenloses In-sich-Hineinstopfen von Knabberzeug und Süßigkeiten (zum Beispiel beim Fernsehen) sollten Sie unbedingt vermeiden.
- Essen Sie immer bewußt. Informieren Sie sich über den Energiewert Ihrer Nahrung mit Hilfe von *Klevers Kalorien-Joule-Kompaß*. Wer bewußt ißt, hat mehr Genuß und weiß, wann sein Körper genug hat.

Schlank werden mit Klevers Kalorien-Joule-Kompaß

Zunächst einmal lernt man durch ihn, kalorienbewußt zu leben. Sie werden feststellen, daß zum Beispiel 40prozentiger Quark mehr als doppelt so viele Kalorien/Joule hat wie Magerquark, eine Schüssel Salat nicht recht viel mehr Kalorien/Joule als der eine Eßlöffel Öl, den man der Salatsoße zugibt, und daß vor allem beim Kochen eine Menge Fett einzusparen ist. Mit diesem Wissen werden Sie künftig auf kalorienträchtige Beilagen leicht verzichten können. Vom kalorienbewußten Essen ist es nur noch ein kurzer Weg zum kalorienreduzierten Essen. Wer abnehmen will, sucht sich bevorzugt kalorienarme Lebensmittel aus. Er wird sich an Nahrungsmittel halten, die reich sind an Eiweiß (E), und vorsichtig umgehen mit jenen, die viel Fett (F) und viel Kohlenhydrate (K) enthalten. Er achtet dabei auf den Gehalt an Vitaminen (V), Mineralstoffen (M) und Ballaststoffen (B).

So hilft Ihnen Ihre Erfolgs-Kontrollkarte

- Tragen Sie zunächst oben rechts den Monat ein, in dem Sie Ihre Kontrolle beginnen, Ihr derzeitiges Gewicht und Ihr Zielgewicht.
- Ziehen Sie einen dicken senkrechten Strich auf der Tabelle bei der Kalorienzahl, die Sie sich für Ihr persönliches Abnahmeprogramm zugebilligt haben, etwa bei 1200 Kalorien (der besseren Übersichtlichkeit wegen »arbeiten« Sie hier nur mit Kalorienzahlen).
- Tragen Sie für jeden Tag in den Kästchen von links nach rechts die Kalorienzahl der Lebensmittel ein, die Sie zu sich genommen haben (mit Strichen oder Kreuzen). Ein Kästchen entspricht 100 Kalorien.
- Notieren Sie jeden Tag in der letzten Spalte Ihr Gewicht, das Sie morgens unbekleidet und vor dem Frühstück auf der Waage feststellen.
- Verbinden Sie die von Ihnen angestrichenen Kästchen durch eine Linie miteinander.

Nach einigen Tagen ergibt sich eine Kurve. Bleibt sie vor der von Ihnen mit senkrechtem Strich markierten »Soll-Linie« oder stimmt sie mit ihr überein, sind Sie konsequent und werden beim Abnehmen Erfolg haben. Überschreitet die Kurve Ihre Soll-Linie laufend, sind Sie dabei, den Kampf gegen Ihr Übergewicht zu verlieren. Nehmen Sie aber trotzdem ab, hatten Sie Ihre Soll-Linie zu niedrig festgesetzt.

Gebrauchsanweisung für die Tabelle »Nahrungsmittel und Getränke von A bis Z«

Um Ihnen den Umgang mit den Tabellen zu erleichtern, sind alle Begriffe *alphabetisch geordnet* beziehungsweise *in Sachgruppen eingeteilt*. Sind keine Mengen angegeben, beziehen sich die Werte auf *100 Gramm eßbaren Anteil* des Lebensmittels. Das bedeutet bei Gemüse geputzt, bei Fleisch ohne Knochen, bei Fisch ohne Gräten. Zusätzlich finden Sie fast immer die *Einkaufsmenge*, wie sie für einen normalen Haushalt üblich ist. Diese Menge bedeutet: Rohware mit Schalen, Strünken, Kernen, Knochen und Gräten.
Um Ihnen umständliches Rechnen zu ersparen, habe ich bei Zutaten (zum Beispiel Öl, Fett, Soßen) Angaben für *Teelöffel* und *Eßlöffel* sowie bei verschiedenen Lebensmitteln (zum Beispiel Brot, Wurstwaren, Schokolade) Angaben für *Scheibe* oder *Stück* gemacht.
Ist der Kalorien-/Joule-Gehalt eines Lebensmittels nicht genau feststellbar, steht i. D. = im Durchschnitt dabei.
Bei *Gemüse* habe ich neben dem 100 Gramm eßbaren Anteil die Kalorien-/Joule-Zahl für 1000 oder 500 Gramm angegeben, je nach Gemüsesorte. Beispielsweise: Grünkohl 1000 Gramm, Fenchel 500 Gramm, Salatgurken im Stück.
Bei *Obst* unterscheide ich 100 Gramm eßbaren Anteil, 500 Gramm Einkauf und das einzelne Stück mit jeweiliger Durchschnitts-Grammangabe.
Beim *Fleisch* sind 100 Gramm eßbarer Anteil einem Einkauf von 1000 Gramm gegenübergestellt. Nur Fleischteile mit geringem Abfall wie Filet und alle Innereien sind in der 100-Gramm-Menge des eßbaren Anteils aufgeführt, da der Metzger sie vorbereitet verkauft.
Beim *Fisch* habe ich die Einkaufsmenge auf 200 Gramm beschränkt, weil dies einer Portion entspricht. Fische wie Forelle, Schleie, Scholle und Seezunge sind im Einkauf in ihrer gängigen Größe angegeben. Ißt man eine ganze Scholle, muß die Kalorien-/Joule-Zahl des Rohprodukts berechnet werden. Bei Seezungenfilets ist der eßbare

Anteil der Berechnungswert. Bei allen *Tiefkühlgerichten* (TK) mit der Packungsangabe »2 bis 3 Portionen« sind von mir zwei Portionen berechnet worden, weil das realistischer ist. Häufig steht auch noch die Grammangabe dabei.
Bei *Kuchenmehlen* und fertigen *Backmischungen* (BM) ist immer ein Stück des nach Anweisung zubereiteten Kuchens berechnet. Die Kalorien-/Joule-Angaben von selbstgebackenen Kuchen und Kuchen aus der Konditorei sowie Portionen von Gaststättengerichten finden Sie in den Tabellen »Essen außer Haus«, deren Handhabung ich Ihnen auf Seite 79 erkläre.
Bei *Fertigsoßen* wie Ketchup oder Currysoße habe ich auf die 100-Gramm-Angabe verzichtet und das Maß für Teelöffel beziehungsweise Eßlöffel angegeben. Dasselbe gilt für Marmeladen.

Maße und Zeichenerklärungen

1 TL = 1 Teelöffel = 4–7 g Flüssigkeit = 5 g fester Stoff
1 EL = 1 Eßlöffel = 15–20 g Flüssigkeit = 10–20 g fester Stoff
3 TL = 1 EL
16 EL = 0,25 Liter
0,25 Liter = 1 Teller, 0,175 Liter = 1 Tasse (Industrieangaben)
0,25 Liter Soße, Beutel oder hausgemacht = 16 EL
0,25 Liter Dosensoße = 12 EL
1 EL Dickflüssiges wie Crème fraîche oder Ketchup = 25 g
1 EL Getreide, ganz = 20 g
1 EL Kokosraspeln, Nüsse, gehackt = 10 g
1 TL Konfitüre = 10 g
1 EL Mayonnaise = 30 g
1 EL Relish oder Püree = 40 g
1 EL Sesam, Leinsaat, Sonnenblumenkerne = 10 g
1 TL Öl = 3 g, 1 EL = 9 g
1 TL Sahne = 5 g, 1 EL = 10 g
1 Maß-Tasse = 8 EL = 0,125 Liter
1 Liter = 100 Zentiliter (cl) 10 cl = 0,1 l = 100 g
1 Schnapsglas = 2 cl
1 Cocktailglas oder 1 Südweinglas = 5 cl
1 Sekt- oder Champagnerglas = 0,1 l
1 Obstsaftglas = 0,2 l
Puddingpulver, nach Anweisung zubereitet = 4 Portionen = 0,5 l
1 Scheibe Brot = 40 g (falls keine besondere Angabe)
1 Kastenkuchen oder Rodon = 16 Stücke
Obstkuchen = 12 Stücke
1 Portion bei Fertiggerichten = nach Industrie- und deren Zubereitungsangaben
TK = tiefgekühlt
FP = Fertigprodukt
BM = Backmischungen und Kuchenmehle, nach Anweisung zubereitet
i. D. = im Durchschnitt
s. a. = siehe auch
Nw = Nährwert
kcal = Kilokalorie
kJ = Kilojoule (1 Kilokalorie entspricht 4,186 Kilojoule)
E = viel Eiweiß – bevorzugt essen, um abzunehmen
F = viel Fett – vorsichtig essen
K = viele Kohlenhydrate – überlegt essen
V = viele Vitamine – bevorzugt essen
M = viele Mineralstoffe – bevorzugt essen
B = Ballaststoffe – gezielt essen

Nahrungsmittel und Getränke von A bis Z

Werte ohne zusätzlichen Hinweis
beziehen sich auf 100 Gramm verzehrbaren Anteil

A

Nw		kcal	kJ
K	Aachener Printen, 1 Stück	134	561
	Aal	299	1252
	Aal, 200 g Einkauf	418	1750
F	Aal, geräuchert	350	1465
F	Aal, geräuchert, 200 g Einkauf	534	2235
	Aal in Gelee, 1 Würfel	220	921
E	Abalone (Dose)	80	335
V	Acerola	39	163
V	*Acerolate, Donath,* 0,1 l	65	272
KB	*Achimer Rund*	239	1000
MV	Ackersalat	22	92
E	Adrio	241	1009
E	Äsche	105	440
E	Äsche, 200 g Einkauf	142	594
	Afrika, Bahlsen, 1 Stück	23	96
	After Eight, 1 Täfelchen	34	142
	Agar Agar	0	0
	Ahorn-Creme, *granoVita,* 1 TL	17	71
K	Ahornsirup, 1 EL	50	209
	Aiolicreme, *Lacroix*	301	1271
	Aiolisoße, *Lacroix,* 1 EL	47	195
V	Akee (Aki, Akipflaume)	190	795
E	Alaska-Seelachs in Kräutersoße, *Hipp Leicht-Menü,* 300 g	257	1090
	Ale, engl. Bier, 0,2 l	96	402
	Alexander-Cocktail, 5 cl	147	615
E	Algen	19	79
E	Algen in Pulverform	265	1109
	Alima, Migros, 2 TL	41	172
	Alkoholfreies Bier, 0,33 l, i. D.	80	335
	Allerlei-Salat, Eden	133	557
E	Allgäuer Schmelzkäse, 20%, *Kraft,* 62,5 g	120	502
E	Allgäuer Weichkäse, 10%, *Champignon*	190	795
	Almighurt, 3,5%, *Ehrmann,* 150 g	160	670
	Altbier, 0,33 l	146	611
	Altbier, Diät, 0,33 l	135	565
	American-Dressing, 1 EL	38	159
	Americano, 8 cl	116	486
	Ammerländer Schinken	390	1633
V	Ananas	56	234
V	Ananas, 500 g Einkauf	151	632
V	Ananas (Dose), 1 Scheibe	35	147
K	Ananas, kandiert	320	1340
	Ananasbowle, 0,2 l	160	670
	Ananaskompott	97	406
	Ananassaft, gesüßt (Dose), 0,2 l	192	804
V	Ananassaft, ungesüßt (Dose), 0,2l	112	469
	Ananas-Weinkraut, *Kühne*	40	167
	Anchovisfilet, 1 Stück	15	63
	Anchovispaste, 1 TL	20	84
E	Anglerfisch	72	301
E	Anglerfisch, 200 g Einkauf	104	435
F	Anguilotti	209	875
	Anisettelikör, 2 cl	75	314
	Anisplätzchen, 1 Stück i. D.	20	84
	Anisschnaps, 2 cl	68	285
V	Annonen (Cherimoya)	112	470
E	Antilopenfleisch	97	406
V	Apfel	55	230
V	Apfel, 1 Stück, 150 g	76	319
V	Apfel, 500 g Einkauf	253	1059
KB	Apfel, getrocknet	279	1168
KB	Apfel, getrocknet, 1 Ring, 10 g	28	117
V	Apfel-Bananen-Nektar *»Light«, Weight Watchers*	30	128
V	Apfel-Nektar *»Light«, Weight Watchers*	29	124
K	Apfelgelee, 1 TL	26	109
K	Apfelkraut, Rheinisches	286	1197
K	Apfelkraut, Rheinisches, 1 TL	29	121
	Apfelkraut für Diabetiker, *Lihn,* 1 TL	24	100
	Apfelkren, 1 EL	30	126
	Apfelmus (Glas)	79	331
B	Apfel-Rotkohl (Glas), *Hengstenberg*	37	158
B	Apfel-Rotkohl, *Iglo* TK	64	268
V	Apfelsaft, 0,2 l	94	393
V	Apfelsaft, fruchttrüb, *Donath,* 0,2 l	96	402
	Apfelschnaps, 2 cl	65	272
V	Apfelsine	54	226
V	Apfelsine, 1 Stück, 150 g	58	244
V	Apfelsine, 500 g Einkauf	195	816
V	Apfelsinen-Nektar *»Light«, Weight Watchers*	27	115

Nw		kcal	kJ
	Apfelsinenschale, gerieben, 1 TL	2	8
	Apfelsinensoße, *Dr. Oetker,* 1 EL	10	42
K	Apfelstrudel, Altdeutscher, *Dr. Oetker* TK, 150 g	330	1381
K	Apfelstrudel mit Vanillesoße, *Weight Watchers*	256	1081
K	Apfeltaschen, *Knack & Back, Kraft,* 1 Stück, 55 g	149	624
M	Apfel-Trauben Diät-Nektar, *Hipp*	23	96
	Apfelwein, 0,25 l	115	481
	Apfelwein, *Knaddel Daddel,* 0,25 l	96	400
F	Appenzeller Käse, 45%	400	1674
V	*Aprico kalo-arm, Vitaborn,* 0,2 l	30	126
V	*Aprico,* Diätfrucht, *Vitaborn,* 0,2 l	116	486
	Apricot Brandy, 2 cl	61	255
MV	Aprikose, 500 g Einkauf	245	1026
MV	Aprikose	54	226
MV	Aprikose, 1 Stück, 50 g	25	115
M	Aprikose, Orange Diät-Nektar, *Hipp*	19	80
MV	Aprikosen (Dose)	93	389
KB	Aprikosen, getrocknet	305	1277
KB	Aprikosen, getrocknet, ½ Früchte	52	218
	Aprikosengeist, 2 cl	50	210
K	Aprikosen, kandiert	240	1004
K	Aprikosenkonfitüre, 1 TL	26	109
	Aprikosenkonfitüre, Fruchtzucker, kalorienarm, *Lihn,* 1 TL	14	59
MV	Aprikosennektar, 0,1 l	50	209
V	Aprikosensaft, *leichter Genuss, Granini,* 0,2 l	50	210
	Aquavit, 43%, 2 cl	50	210
	Aranca-Cremespeisen, *Dr. Oetker,* 1 Portion	94	393
K	Arancini	270	1130
	Ardennen-Schinken	264	1105
	Armagnac, 40%, 2 cl	44	184
	Aromat, Knorr, 1 TL	3	13
	Arrak, 38%, 2 cl	45	189

Nw		kcal	kJ
	Arrak-Aroma, 2 cm^3	4	17
K	Arrowroot, 1 TL	18	75
V	Artischocke	55	230
V	Artischocke, 1 Stück, 200 g	55	230
	Artischockenböden	56	234
	Artischockenherzen	56	234
V	Artischockensaft, Vollgemüse, *Donath,* 0,1 l	3	13
	Artischocken-Suppe, *Lacroix*	78	329
	Asiago, 40%	290	1214
	Aspartame, Nestlé	0	0
E	Aspikpulver, 1 Päckchen, 10 g	35	147
	Assugrin	0	0
	Asti Spumante, 0,1 l	82	343
M	Aubergine	25	105
M	Aubergine, 1 Stück, 250 g	53	222
M	Aubergine, 500 g Einkauf	106	444
E	Aufschnitt, *»Du darfst«*	240	1005
	Aufschnitt, mager, i. D.	300	1256
	Auslese-Gebäckmischung, *Schneekoppe*	515	2156
E	Austern, 6 Stück	71	298
E	Austernpilz, 500 g Einkauf	125	523
E	Austernpilz	31	130
MV	Avocado, Israel	170	712
MV	Avocado, Israel, 1 Stück, 250 g	320	1340
MV	Avocado, Kalifornien	200	837
MV	Avocado, Kalifornien, 1 Stück, 250 g	375	1570
FV	Avocado, Mexiko	240	1005
FV	Avocado, Mexiko, 1 Stück, 250 g	452	1892
	Azora, Bahlsen, 1 Stück	10	42

B

Nw		kcal	kJ
	Babaco	23	96
	Babybel, 25%	205	858
	Bacardi, 38%, 2 cl	50	209

Nw = Nährwerte: E = viel Eiweiß – bevorzugt essen F = viel Fett – vorsichtig essen
K = viele Kohlenhydrate – überlegt essen M = viele Mineralstoffe – bevorzugt essen
V = viele Vitamine – bevorzugt essen B = Ballaststoffe – gezielt essen

Nw		kcal	kJ
	Backaroma, *Dr. Oetker,* 1 Fläschchen	25	105
	Backerbsen	220	921
	Backfischrollen, Dr. Oetker TK, 1 Portion, 125 g	263	1101
	Backoblaten, *Küchle,* 1 Stück	1	4
KB	Backobst, gemischt	269	1126
	Backöl, *Dr. Oetker,* 1 Fläschchen	13	54
KB	Backpflaumen	291	1222
KB	Backpflaumen, 6 Stück	108	452
	Backpulver, 1 Päckchen	16	67
F	Bacon	665	2784
K	*Baff,* Popcorn caramel, 1 Beutel	323	1352
K	*Baff,* 1 Handvoll, 10 g	43	180
K	Baguette, 1 Stück, 150 g	390	1633
K	*Baguette Américaine, Iglo* TK, 1 Stück	352	1473
K	*Baguette Hawaii, Dr. Oetker* TK, 1 Stück	290	1214
FK	*Baguette Salami, Iglo* TK, 1 Stück	303	1268
K	Baiser, 1 Stück, 25 g	110	460
KF	Baiser, mit 2 EL Sahne, 1 Stück	230	963
K	Baiser-Ostereier (Schaumzucker)	390	1636
KB	*Balisto-Corn,* 1 Riegel, 22 g	115	480
K	*Balisto-Milch-Honig-Creme,* 1 Riegel, 20,5 g	110	459
KB	*Balisto-Müsli,* 1 Riegel, 20,5 g	107	447
	Balkangemüse, Iglo TK, 150 g	85	356
	Balkan-Röllchen, Iglo TK, 1 Stück	81	339
	Balkan-Salat, Appel, 125 g	34	142
	Balkan-Salat, Homann, 180 g	122	511
	Bambussprossen (Dose)	33	138
	Bami Goreng, *Dr. Oetker* TK, 225 g	390	1638
VK	Banane	99	414
VK	Banane, 1 Stück, 150 g	140	586
VK	Banane, 500 g Einkauf	350	1465
KB	Bananen, getrocknet	305	1277
	Bananenlikör, *Marie Brizard,* 2 cl	65	272
	Bananen-Pudding, *Galetta, Dr. Oetker,* 1 Portion	159	666
K	Bananenscheiben, *Chiquita* (Dose)	107	448
K	*Banjo,* 1 Riegel, 2×16,5 g	186	778
	Barack Palinka, 40%, 2 cl	50	210
	Barbecue-Sauce, Kraft, 1 EL	33	138
	Barbecue-Soße, *Lacroix,* 1 EL	16	68
	Barolo, 0,25 l	187	783
ME	Barsch	89	372
ME	Barsch, 200 g Einkauf	72	301
K	Baseler Leckerli, 1 Stück, 25 g	100	419
K	Batate	124	519
K	Batate, 500 g Einkauf	502	2101
K	Batatenstärke	356	1490
K	Batatenstärke, 1 TL	18	75
V	Batavia-Salat	21	88
B	*Bauern-Bröd, Wasa,* 1 Scheibe	53	222
KB	Bauernbrot	250	1047
KB	Bauernbrot, 1 Scheibe, 40 g	100	419
	Bauernfrühstück, *Pfanni,* 1 Portion	400	1674
FB	Baumnüsse	705	2951
FB	Baumnüsse, 500 g Einkauf	1516	6346
FB	Baumnüsse, 8 Kerne	105	439
FK	Baumnüsse, karamelisiert	456	1909
V	Baumtomate (Tamarillo)	50	209
V	Baumtomate, 1 Stück, 80 g	40	168
E	Bayernthaler-Käse, *Weight Watchers*	303	1270
	Bearnaise-Creme, *Lacroix,*	204	865
	Bearnaise-Soße, *Lacroix,* 1 EL	27	112
	Baujolais, 0,25 l	167	699
F	*becel,* Diät-Margarine	720	3014
F	*becel,* 1 EL	108	452
F	*becel,* 1 TL	36	151
F	*becel*-Diät-Pflanzencreme	655	2742
F	*becel*-Diät-Pflanzencreme, 1 EL	98	410
F	*becel*-Diät-Pflanzenfett	900	3767

Nw		kcal	kJ
F	*becel*-Diät-Pflanzenfett, 1 EL	135	565
F	*becel* leicht	360	1520
F	*becel*-Öl	835	3495
F	*becel*-Öl, 1 EL	75	314
F	*becel*-Öl, 1 TL	25	105
E	Beefsteak-Hack	118	496
	Beeren, s. einzelne Sorten		
	Beerenauslese, 0,25 l, i. D.	233	976
V	Beerencocktail, *Dr. Oetker* TK	50	209
VB	Beeren-Müsli, *Dr. Oetker*, 1 Packung	166	695
V	Beißkohl	23	96
V	Beißkohl, 500 g Einkauf	93	389
K	Belegkirschen, *Schwartau*	325	1360
	Benedictine-Likör, 40%, 2 cl	75	314
K	Berliner Pfannkuchen, 1 Stück	210	879
	Berliner Weiße mit Schuß, 0,33 l	125	523
K	Bethmännchen, 1 Stück	80	335
K	Beugeln, 1 Stück	155	649
V	Bickbeeren	62	259
K	Bienenhonig	305	1277
K	Bienenhonig, 1 TL	30	126
	Bier, s. a. einzelne Sorten		
	Bier, alkoholfrei, 0,33 l	80	335
	Bier, dunkel, 0,5 l	235	987
	Bier, hell, 0,5 l	218	913
	Bier, kalorienreduziert, 0,5 l i. D.	150	628
MV	Bierhefe, 1 EL	35	147
B	Bierrettich	19	80
B	Bierrettich, 1 Stück, 200 g	29	121
	Bierschinken i. D.	251	1051
E	Bierschinken, Truthahn i. D.	170	712
E	Bierschinken, *Weight Watchers*	167	699
F	Bierwurst i. D.	360	1507
F	Bierwurst, Delikateß-, *Könecke, »leicht & lecker«*	192	804
E	*Bifighurt*, 4%, 125 g	95	398
	Bihun-Suppe, Iglo TK, 1 Tasse	93	389
	Binsauer, Kartoffelessig, *Donath*, 1 EL	1	4
	Biobin, Tartex, 1 g	0,3	1,26
F	*Bioghurt*, 3,5%, 150 g	100	419
E	*Bioghurt* mit Frucht, 3,5%, 150 g	140	586
E	*Bioghurt* Mocca, 3,5%, *Chambourcy*, 150 g	165	691
E	*Bioghurt* Schoko, 3,5%, *Chambourcy*, 150 g	180	753
B	*Biokorn-Hirsekeks, Drei Pauly*	453	1896
E	*bionorm* Diät, 1 Beutel	146	611
BV	Bio-Vierkornbrot, *Bösen*	229	959
BK	Bio-Vollkorn-Müsli, *Wertkost*	410	1716
BK	Birchermüesli, *Reddy-, Migros*	354	1482
BK	Bircher-Müsli, *Tevio*	388	1624
	Birell, Bier, alkoholfrei, 0,5 l	120	502
E	Birkenpilz	28	117
E	Birkhuhn	111	465
E	Birkhuhn, 1 Stück	850	3570
VB	Birne	55	230
VB	Birne, 1 Stück, 150 g	80	335
VB	Birne, 500 g Einkauf	260	1088
BK	Birne, getrocknet	294	1231
	Birne (Dose)	72	301
	Birnen mit Fruchtzucker (Dose), *Lihn*	76	318
	Birnengeist, 2 cl	60	251
V	Birnensaft, *Granini trinkGenuß*, 0,1 l	54	226
F	*Biskin*-Fett	900	3767
F	*Biskin*-Fett, 1 EL	135	565
	Biskin-Fleischsauce, 1 EL	136	569
F	*Biskin*-Öl	835	3495
F	*Biskin*-Öl, 1 EL	75	314
	Biskotten, 1 Stück	15	63
	Biskuitkeks, 1 Stück	22	92
K	Biskuit-Kuchen, BM, *Kraft*, 1 Stück, ohne Füllung	106	444
F	Bismarckhering	225	942

Nw = Nährwerte: E = viel Eiweiß – bevorzugt essen F = viel Fett – vorsichtig essen
K = viele Kohlenhydrate – überlegt essen M = viele Mineralstoffe – bevorzugt essen
V = viele Vitamine – bevorzugt essen B = Ballaststoffe – gezielt essen

Nw		kcal	kJ
F	Bismarckhering, 1 Filet, 60 g	135	565
F	Bismarckhering, 1 Stück, 125 g	267	1118
	Bitter Lemon, Schweppes, 0,2 l	96	402
	Bitter Lemon light, Schweppes, 0,2 l	24	100
	Bittermandelöl, 2 cm^3, 1 Fläschchen	14	59
K	Bitterschokolade	551	2306
	Black Velvet, 0,2 l	140	586
F	Bläsle-Wurst i. D.	396	1658
K	Blätter-Brezeln, *Bahlsen*, 1 Stück	24	100
	Blätterkohl	57	238
	Blätterkohl, 500 g Einkauf	224	938
	Blättermagen, gekocht	97	406
K	Blätterteig, TK	395	1653
K	Blätterteig, *Iglo* TK, 1 Platte, 75 g	297	1243
K	Blätterteigpastetchen, FP, 1 Stück	215	900
K	Blätterteigteilchen, 1 Stück i. D.	280	1172
V	Blattspinat	27	113
BV	Blaubeeren	62	259
E	Blaufelchen	108	452
E	Blaufelchen, 200 g Einkauf	146	611
B	Blaukraut	27	113
F	Blauschimmelkäse, 50%	413	1730
B	Bleichsellerie	21	88
B	Bleichsellerie, 500 g Einkauf	66	276
BV	*Blévita* Vollkornbiscuits, *Migros*, 3 Stück	61	255
K	Blockmalz	420	1758
K	Blockschokolade	550	2302
	Bloody Mary, 0,1 l	95	398
E	Blue Crab	95	398
	Blütenpollen in Honig, *granoVita*, 1 TL	17	71
B	Blumenkohl	27	113
B	Blumenkohl, 500 g Einkauf	82	343
	Blumenkohl-Broccoli-Suppe, *Knorr*, 1 Beutel	260	1088
	Blumenkohl-Suppe, *Maggi*, 1 Teller	60	251
F	Blunzen	425	1779
V	Blutorangen-Nektar, *Müller*, 0,2 l	108	452

Nw		kcal	kJ
F	Blutwurst i. D.	425	1779
	Blutwurst zum Heißmachen, 1 Stück, ca. 180 g i. D.	200	837
	Bockbier, 0,5 l	291	1218
F	Bockwurst, 1 Stück, 120 g	353	1478
F	Bockwurst (Dose), *Herta*	305	1277
E	Bodenseefelchen	108	452
E	Bodenseefelchen, 200 g Einkauf	146	611
	Bœuf d'Or	392	1653
MV	Bohnen, grün, 500 g Einkauf	167	699
MV	Bohnen, grün	35	146
	Bohnen, grün (Dose)	23	96
BK	Bohnen, weiß, getrocknet	352	1473
KB	Bohnen, weiß und rot (Dose)	118	494
	Bohneneintopf, *Erasco*, 1 Teller	320	1340
	Bohnen-Salat, *Hengstenberg*	30	126
	Bohnen-Suppe, serbisch, *Knorr* (Dose), 1 Tasse	66	276
	Bolognese fix, Knorr, 50 g	180	753
K	Boltjen, 1 Stück i. D.	20	84
K	Bonbon, 1 Stück i. D.	20	84
	Bonbon, Diabetiker, 1 Stück i. D.	19	80
	Bonbons, Diabetiker, mit Sorbit, *Rademann*	380	1591
	Bonbon, Diät, 1 Stück i. D.	18	75
	Bonbons, Früchte und Kräuter, *Schneekoppe*, i. D.	342	1432
K	Bonbons, i. D.	400	1674
K	*Bonitos*, 1 Beutel, 40 g	195	816
	Bordeaux, rot, 0,25 l i. D.	175	733
	Bouillabaisse, *Lacroix*	61	258
	Bouillon, Rinds-, Instant, 1 Tasse	9	38
K	*Bounty*, 1 Riegel, 2 × 30 g	300	1254
	Bourbon, 40%, 4 cl	115	481
F	*Boursin*, Käse	424	1775
VB	Boysenbeeren	48	201
E	Brachsen	125	523
E	Brachsen, 200 g Einkauf	140	586

Nw		kcal	kJ
	Brägen	132	553
KB	*Bran Buds, Kellogg's,* 30 g	105	441
	Brandy, 40%, 2 cl	44	184
FB	Brasilnüsse	688	2880
FB	Brasilnüsse, 4 Kerne	97	406
E	Brassen	125	523
	Braten-fix, Maggi, 1 Beutel	208	871
	Bratensaft, Instant, *Maggi,* 1 EL	6	25
	Bratensoße, Instant, *Maggi,* 1 TL	8	33
	Bratensoße, Tube, *Knorr,* 1 EL	12	50
E	Brathähnchen	144	603
F	Brathering	234	980
F	Brathering, 1 Stück, 150 g	320	1340
	Bratkartoffeln, *Pfanni,* 200 g	230	963
	Bratwurst (Kalb) i. D.	287	1201
F	Bratwurst (Schwein) i. D.	364	1524
F	Bratwurst, Thüringer, *Eismann,* TK, 1 Stück	298	1247
K	Brauner Zucker	382	1599
BV	Braunkohl	57	238
BV	Braunkohl, 500 g Einkauf	224	938
F	Braunschweiger Mettwurst i. D.	541	2265
V	Brechbohnen, *Dr. Oetker* TK	35	147
F	Bremer Pinkel	849	3554
V	Brennesselsaft, 0,1 l	19	80
F	*Bresse bleu,* 50%	413	1729
F	*Bressot,* 60%	270	1130
	Bretonische Muschelsuppe, *Lacroix*	40	167
K	Brezel, Blätterteig-, 1 Stück	107	448
K	Brezel, Laugen-, 1 Stück, 45 g	126	527
F	Briekäse, 50%	358	1499
E	Bries	108	452
F	Brietorte, »de Luxe«, 65%, *Champignon*	422	1766
F	*Briette,* 65%, *Champignon*	417	1746
E	Brislinge	260	1088

Nw		kcal	kJ
BV	Broccoli	33	138
BV	Broccoli, 500 g Einkauf	102	427
	Broccoli-Cremesuppe, *»Bistro«, Iglo* TK, 1 Tasse	98	410
	Broccoli-Rahm-Suppe, *Lacroix*	67	282
K	Brösel	352	1473
K	Brösel, 1 EL	35	146
K	Brötchen, 1 Stück	140	586
K	Brötchen aus Blätterteig, BM, *Kraft,* 1 Stück, 30 g	120	502
BV	Brombeeren	48	201
	Brombeeren (Dose)	88	368
	Brombeergelee, *Fructusan,* 1 TL	20	84
K	Brombeerkonfitüre, 1 TL	26	109
	Brombeerkonfitüre, Fruchtzucker, kalorienarm, *Lihn,* 1 TL	14	59
V	Brombeer-Muttersaft, *Donath,* 0,1 l	22	92
V	Brombeer-Nektar, *Vitaborn,* 0,1 l	50	210
V	Brombeersaft, ungesüßt, 0,1 l	36	151
V	Brombeer-Sirup, *Vitaborn,* 1 EL	58	243
	Brot, s. einzelne Sorten		
	Brühe, fett, Würfel, 0,25 l	15	63
	Brühe, gekörnt, *Maggi,* 0,25 l	5	21
	Brühe, klar, Instant, 0,25 l	14	59
	Brühwurst, 25% (Dose)	274	1147
B	Brüsseler Kohl	52	218
B	Brüsseler Kohl, 500 g Einkauf	210	879
MV	Brunnenkresse	21	88
MV	Brunnenkresse, 500 g Einkauf	105	440
	Buchstabensuppe, FP, 1 Teller	74	310
KB	Buchweizen, Korn	364	1524
KB	Buchweizengrütze	361	1511
KB	Buchweizengrütze, 1 EL	72	301
KB	Buchweizenmehl, hell	349	1470

Nw = Nährwerte: E = viel Eiweiß – bevorzugt essen F = viel Fett – vorsichtig essen
K = viele Kohlenhydrate – überlegt essen M = viele Mineralstoffe – bevorzugt essen
V = viele Vitamine – bevorzugt essen B = Ballaststoffe – gezielt essen

Nw		kcal	kJ
KB	Buchweizenmehl, hell, 1 EL	70	293
KB	Buchweizenvollmehl	351	1470
KB	Buchweizenvollmehl, 1 EL	70	293
	Budapester Salat, Homann, 1 Becher, 180 g	506	2118
	Budapester Salat, Weight Watchers	122	510
	Büchsenmilch, 7,5%, 1 TL	7	29
	Büchsenmilch, 10%, 1 TL	9	38
F	Bückling, 200 g Einkauf	292	1222
F	Bücklingsfilet	241	1009
E	Büffelmilchkäse	207	867
E	Bündner Fleisch	264	1105
K	Bürli, 1 Stück	265	1109
	Bürzelkohl	23	96
	Bürzelkohl, 500 g Einkauf	115	481
BV	Bulgur	343	1436
B	*Buntes Gemüse mit Sechskorn, Iglo* TK, 1 Packung	354	1482
	Burgunder (rot), 0,25 l	175	733
	Burgunder (weiß), 0,25 l	167	699
	Burgunderbraten mit Gemüse, Hipp-Diät, 300 g	256	1071
F	*Butaris*	921	3855
F	*Butaris*, 1 EL	138	578
E	Butt	83	347
E	Butt, 500 g Einkauf	230	966
F	Butter	776	3248
F	Butter, Hotelpackung, 20 g	156	653
F	Butter, 1 EL	116	486
F	Butter, 1 TL	39	163
	Butter, Milchhalbfett	393	1645
	Butter, Milchhalbfett, Hotelpackung, 25 g	100	419
	Butter, Milchhalbfett, 1 EL	59	247
	Butter, Milchhalbfett, 1 TL	20	84
K	Butterbrezel, *De Beukelaer*, 1 Stück	69	287
F	Butterfett	921	3855
F	Butterfett, 1 EL	138	578
	Butterfly leicht, Meggle	399	1670
	Buttergemüse, *Iglo* TK	121	507
F	Butterkäse, 50%	359	1503
	Butterkeks, *Leibniz*, 1 Stück	22	92

Nw		kcal	kJ
E	Buttermilch, 1,3%, 0,25 l	90	377
	Buttermilch aus Pulver, 0,25 l	125	523
E	Buttermilch, Frucht, 0,25 l	160	670
E	Buttermilch, Frucht, *natreen*, 0,25 l	70	293
E	Buttermilch, Multivitamin, *Müller*, 0,25 l	165	691
	Buttermilch-Frischkäse, 40%	100	419
KB	Buttermilch-Knäckebrot, 1 Scheibe	30	126
	Buttermilchpulver, 1 EL	40	167
E	Butterpilz	25	105
E	Butterpilz, 500 g Einkauf	100	419
	Butter-Sauce à la Bearnaise, Knorr, 250 ml	195	816
F	Butterschmalz	921	3855
	Buttersnacks, *Migros*	495	2072

C

Nw		kcal	kJ
E	Calamares	79	331
	California, Migros, 2 TL	41	172
	California-Salat, Hengstenberg	61	255
	Calvados, 2 cl	65	272
F	Cambozola, 65%	410	1716
	Camembert, 30%, 62,5 g	143	599
	Camembert, 40%, 62,5 g	181	758
	Camembert, 45%, 62,5 g	187	783
F	Camembert, 50%, 62,5 g	205	858
E	Camembert, *»Du darfst«*	211	883
	Camembert, paniert, *Bofrost* TK, 1 Stück, 65 g	216	904
F	Camembert Suisse, 60%	393	1645
	Campari, 5 cl	56	234
	Canderel, Streusüße, 1 TL	2	8
	Candygurken, Kühne	100	419
	Cannelloni, *Lacroix* Fertiggericht	112	470
	Cannelloni, *Maggi*, 1 Packung	360	1507
	Cannelloni, *Dr. Oetker* TK, 1 Packung	620	2515

Nw		kcal	kJ
	Cannelloni al forno, McCain TK, 400 g	590	2470
	Cantaloupemelone	52	218
F	*Caprice des Dieux*, 60%	356	1490
K	*Carina*, Nuß-Sand-Torte, BM, *Kraft*, 1 Stück	244	1021
	Caro Instant, 1 Tasse	4	17
K	*Carte d'Or, Premium, Langnese*, 1 Stück	310	1298
FB	Cashewnüsse	604	2528
FB	Cashewnüsse, 10 Stück	60	251
F	Cashew-Nußmus, *granoVita*, 1 EL	93	389
	Cassis, 2 cl	65	272
	Cassis-Sorbet, *Dr. Oetker*, 1 Packung	666	2788
	Catalina-Dressing, Kraft	315	1319
	Catalina-Dressing, Kraft, 1 EL	47	197
V	*Cefrisch*, 0,1 l i. D.	55	230
	Cenofix, 1 EL	21	88
V	*Cerola, Donath*, 0,1 l	55	230
V	*Cerola D, Donath*, 0,1 l	68	285
F	Cervelatwurst i. D.	484	2026
E	Cervelatwurst, *»Du darfst«*	280	1172
F	Cervelatwurst, *Redlefsen*	364	1524
E	Cervelatwurst, *Weight Watchers*	286	1197
E	Cervelatwurst Extra, *Wiltmann*	149	624
E	Cervelatwurst Extra, *»leicht & lecker«, Könecke*	302	1264
	Cevapčići, *Bofrost* TK	254	1063
	Cevapčići, *Erasco*, 300 g	624	2612
	Cevapčiči mit Duveč-Reis, *Hipp*, 300 g	276	1167
	Chablis, 0,25 l	167	699
	Chäschüechli, Migros TK, 1 Stück	186	779
	Champagner, brut, 0,1 l	67	280
	Champagner, demi-sec, 0,1 l	124	519
	Champagner, extra dry, 0,1 l	70	293
	Champagner, sec, 0,1 l	90	377
	Champagner-Cocktail, 5 cl i. D.	60	252
E	Champignons	24	100
E	Champignons, 500 g Einkauf	110	460
E	Champignons (Dose)	25	105
	Champignoncreme-Suppe, *Knorr* (Dose), 1 Tasse	43	180
	Champignon-Creme-Suppe, *Lacroix*	67	284
	Champignoncreme-Suppe, *Maggi*, 1 Teller	90	377
	Champignon-Plätzli, Iglo TK, 1 Stück	79	331
F	*Champignon*-Rahm-Camembert, 55%	344	1440
F	Champignonsalat, *Nadler*	303	1268
	Champignon-Schmelzkäse, *Kraft*, 25 g	65	272
	Champignon-Schmelzkäse, 40%, *Milkana*, 62,5 g	152	636
	Charolais-Consommé, Lacroix	28	119
	Chartreuse, gelb, 40%, 2 cl	60	252
	Chartreuse, grün, 55%, 2 cl	75	314
	Château neuf du Pape, 0,25 l	192	804
	Chayoten	30	126
F	Cheddarkäse, 50%	410	1716
F	*Cheesy, Adler*, 45%	225	942
V	Cherimoya	94	393
	Cherry Brandy, 30%, 2 cl	55	230
	Cherry Coca-Cola, 0,2 l	90	377
	Cherry Heering, 25%, 2 cl	50	210
F	Chester, 50%	409	1712
F	Chester, *Scheibletten*, 45%, *Kraft*, Scheibe	64	268
F	*Chestra, Kraft*, 50%	400	1674
	Chianti, 0,25 l	177	741
	Chicken Kanton, Lacroix Fertiggericht	88	373
	Chicorée	16	67
	Chicorée, 500 g Einkauf	71	297
	Chili con Carne, *Erasco*, 1 Teller	248	1038

Nw = Nährwerte: E = viel Eiweiß – bevorzugt essen F = viel Fett – vorsichtig essen
K = viele Kohlenhydrate – überlegt essen M = viele Mineralstoffe – bevorzugt essen
V = viele Vitamine – bevorzugt essen B = Ballaststoffe – gezielt essen

C

Nw		kcal	kJ
	Chili con Carne, *Lacroix* Fertiggericht	167	706
	Chili con Carne-Fix, Maggi, 1 Beutel	126	527
	Chilisoße, 1 EL	23	96
	Chili-Soße, *Lacroix,* 1 EL	14	58
	China-Gericht, süß-sauer, Dr. Oetker TK, 150 g	126	527
	Chinakohl	16	67
	Chinakohl, 500 g Einkauf	63	264
	Chinamorcheln, getrocknet, 10 g	37	155
	China-Pfanne-Fix, Maggi, 1 Beutel	175	723
	China-Suppe, *Iglo* TK, 1 Tasse	78	327
	China-Suppe, Tunhang, Dr. Oetker TK, 1 Tasse	38	159
	Chinesische Hühnersuppe, *Weight Watchers* TK, 350 g	298	1247
FK	Chips	552	2310
FK	Chips, 1 Stück	10	42
	Chocky, Migros, 1 Stück, 16 g	84	352
	Choclait-Chips, Sarotti, Choco-Crossies, 1 Stück	40	167
	Choco-Drink, Migros, 0,2 l	130	544
	Chocolate Mint Likör, 27%, 2 cl	64	268
	Chocolat-Praliné, Dr. Oetker, 1 Packung	988	4136
	Choko-Perli, Bahlsen, 1 Beutel, 40 g	180	753
	Choko-Rosi, Bahlsen, 1 Beutel, 40 g	164	686
	Chop Suey, *Dr. Oetker* TK, 150 g	113	473
	Chutney, 1 EL	40	167
	Cidre, *Granini,* herb, 0,25 l	90	377
	Cidre, *Granini,* lieblich, 0,25 l	108	452
V	*Citamin,* Guava-Sanddorn, *Donath,* 1 EL	30	126
	Citron, Aproz, Minikal, 0,2 l	0	0
	Citrus-Marmeladen, *Lihn,* 1 TL	24	100

Nw		kcal	kJ
	Clausthaler Bier, alkoholfrei, 0,33 l	92	385
V	Clementine	54	226
V	Clementine, 1 Stück, 40 g	16	67
V	Clementine, 500 g Eink.	195	816
	Coca-Cola, 0,2 l	88	368
	Coca-Cola light, 0,2 l	0,5	2,2
	Cocktail-Crème-fraîche, 25%, *Dr. Oetker,* 125 g	324	1356
	Cocktail-Crème-fraîche, 25%, 1 EL	65	272
	Cocktail-Kirsche, 1 Stück	8	33
	Cocktail-Sauce, Kraft, 1 EL	42	176
	Cocktail-Soße, *Lacroix,* 1 EL	36	152
	Cocktailwürstchen, 1 Stück, 10 g	29	121
KB	*Coco Krispies, Kellogg's,* 32 g	120	502
	Cocos-Riegel, Fructusan, 1 Stück	137	573
	Coffee-mate, Kaffeeweißer, 1 TL	25	105
	Cognac, 40%, 2 cl	49	205
	Cointreau, 40%, 2 cl	85	356
	Cola, 0,33 l	145	607
	Cola Aproz, 0,2 l	82	343
	Cola light, 0,33 l	0,8	3,3
	Cola-Rum (2 cl Rum, 0,2 l Cola)	162	678
	Consommé Double, Lacroix	10	42
	Coq au Vin, Lacroix Fertiggericht	152	643
	Cordon bleu + Frites, McCain TK, 300 g	832	3484
	Corned beef, USA	225	942
E	Corned beef, deutsch	153	640
E	Corned beef, *Könecke*	111	465
KB	*Corn-flakes, Kellogg's,* 32 g	118	494
KB	*Corn Pops, Kellogg's,* 32 g	120	502
	Cornichon, klein, 1 Stück	1	4
KB	*Corny,* Müsli-Riegel, *Schwartau,* 1 Stück	110	460
V	Coronilla	55	231
F	*Cortina Frischkäse*	263	1101
E	Cottage Cheese, 200 g	210	879
	Coupe Chantilly Mokka, Migros, 125 g	152	636

Nw		kcal	kJ
	Courgettes	11	46
	Courgettes, 500 g Einkauf	38	159
FK	Couvertüre	560	2344
E	Crabmeat (Dose)	95	398
	Cranberry	48	201
	Cräcker	265	1109
	Creation Knorr, für Bœuf Stroganoff, 1 Packung	680	2846
	Chili con Carne, 1 Packung	885	3705
	Chop Suey, 1 Packung	630	2637
	Curry Madras, 1 Packung	675	2826
	Lasagne, 1 Packung	780	3266
	Paprikahähnchen, 1 Packung	595	2491
	Crème de Cacao, 27%, 2 cl	70	293
	Crème de Grand Marnier, 17%, 2 cl	67	280
	Crème de Menthe, 30%, 2 cl	75	314
F	*Crème double,* 42%, *Dr. Oetker,* 125 g	533	2231
F	*Crème double,* 1 EL	106	144
	Crème fraîche, 30%, *Dr. Oetker,* 150 g	450	1884
	Crème fraîche, 30%, *Dr. Oetker,* 1 EL	75	314
F	Crème fraîche, 40%, *Ehrmann,* 150 g	609	2549
F	Crème fraîche, 40%, *Ehrmann,* 1 EL	102	427
	Cremewaffeln, *Sionon,* 1 Stück, 22 g	30	126
E	Crevetten	103	431
KB	*Crisp, Wasa,* 1 Scheibe	23	96
V	Crispsalat	15	63
K	Croissant, *Eismann* TK, 1 Stück	75	314
K	Croissant, *Knack & Back,* BM, *Kraft,* 1 Stück	140	586
K	*Crunch, die Weiße, Nestlé*	555	2323
K	*Crunch-Vollmilch, Nestlé*	535	2239
K	*Crunchy Nut, Kellogg's,* 30 g	125	523
	Cuba libre (2 cl Rum, 0,2 l Cola)	162	678
	Cuja Mara Split, Langnese, 1 Stück	95	398
	Cumberlandsoße, 1 EL	37	155
	Cumberland-Soße, *Lacroix,* 1 EL	55	230
	Curaçao blue, 30%, 2 cl	75	314
	Curry-Ketchup, *Livio,* 1 EL	20	84
	Curry-Ketchup, *Thomy,* 1 EL	25	105
	Currypulver, 1 TL	3	18
	Currysoße, *Maggi,* 1 EL	8	33
	Currysoße, *Lacroix,* 1 EL	40	167
F	Currywurst (ohne Soße), 1 Stück, 150 g	550	2302
V	Curuba	25	105
	Cyclamat	0	0
	Cynar, Bols, 4 cl	100	419

D

Nw		kcal	kJ
	Daiquiri, 5 cl	85	356
	Dalmatia-Salat, Kühne	43	180
E	Damhirsch	116	486
E	Damhirsch, 1000 g Einkauf	960	4019
F	*Danablu,* 50%	413	1729
	DanoFrucht, Gervais, 125 g	120	502
	DanoFrucht Müsli, *Gervais,* 125 g	139	582
E	*Danone natur, Gervais,* 125 g	91	381
	Danone pikant, Gervais, 125 g	83	347
E	*Dan'up,* Trink-Joghurt, *Gervais,* 250 g	213	892
	Dany mit Joghurt, Gervais, 200 g	250	1047
	Dany+Sahne, Frucht, *Gervais,* 125 g	146	611
	Dany+Sahne, Nuß-, Café, *Gervais,* 125 g	168	703
	Dany+Sahne, Schoko, *Gervais,* 125 g	166	695
	Dany+Sahne, Vanille, *Gervais,* 125 g	159	666

Nw = Nährwerte: E = viel Eiweiß – bevorzugt essen F = viel Fett – vorsichtig essen
K = viele Kohlenhydrate – überlegt essen M = viele Mineralstoffe – bevorzugt essen
V = viele Vitamine – bevorzugt essen B = Ballaststoffe – gezielt essen

D

Nw		kcal	kJ
	Danziger Goldwasser, 38%, 2 cl	75	314
K	Dattelmark, *Frema*	275	1151
K	Datteln, frisch	274	1147
K	Datteln, frisch, 1 Stück, 15 g	35	147
KB	Datteln, getrocknet	305	1277
KB	Datteln, getrocknet, 1 Stück, 7 g	35	147
	Dauerhefe, 7 g	25	105
F	Debrecziner, 1 Paar i. D.	648	2712
	deit, Diätlimonade (Orange), 0,2 l	6	25
	Délice, Dessert mit Früchten, *Migros,* 1 Becher	151	632
KB	Delikateß-Knäckebrot, 1 Scheibe	30	125
	Delikateß-Würstchen, kalo-arm, *Rademann*	146	611
	Desserts, s. einzelne Sorten		
	Dessert-Quark, *Elite,* 1 Becher, 125 g	129	540
	Dessert-Soße im Glas, Frucht, *Dr. Oetker,* 1 EL	23	96
	Dessert-Soße im Glas, Schoko, *Dr. Oetker,* 1 EL	38	159
	Dessertwein, 5 cl	80	335
K	*Dextro-Energen,* 1 Doppel-Täfelchen	35	147
K	*Dextropur,* 1 TL	18	75
	Dezaley, 0,25 l	166	695
	Dhudi	18	75
	Diabetikerbier, 0,25 l	102	427
	Diabetiker-Biscuits, Haselnuß, *Migros,* 3 Stück	61	255
B	Diabetiker-Knäckebrot, 1 Scheibe	31	130
	Diabetikerkonfitüren, *Schneekoppe,* 1 TL	21	88
	Diabetikerpflaumenmus, 1 TL	20	84
	Diabetikerschokoladen, *Schneekoppe* i. D.	546	2286
	Diabetiker-Sirup, 1 EL	62	260
	Diabetiker-Süße, *Sionon*	400	1674
	Diabetiker-Süße, *Sionon,* 1 EL	75	314
	Diabetikerweine, 0,25 l i. D.	165	691

Nw		kcal	kJ
	Diabetikerzucker	400	1674
	Diabetikerzucker, *Schneekoppe,* 1 EL	80	335
	Diable-Creme, Lacroix	209	880
	Diät-Altbier, 0,33 l	135	565
	Diätaromat	0	0
	Diät-Becher, Erdbeer, *Schöller,* 1 Becher	81	339
	Diät-Brotaufstrich, Lihn, 1 TL	19	80
	Diät-Dauergebäck, Studt	318	1331
	Diät-Dessert, Schokolade, *Rademann*	143	599
	Diät-Dessert, Vanille, *Rademann*	126	527
	Diät-Eisbecher i. D.	75	314
	Diätflan Caramel, Migros, 1 Becher	86	360
	Diät-Früchtequark, *Migros,* 1 Becher	104	435
	Diätgebäck, *Biscotti, Rademann*	428	1792
	Diätgebäck, *Butterkeks, Rademann*	503	2106
	Diätgebäck, *Butterspekulatius, Rademann*	466	1951
	Diätgebäck, *Schoko-Oblaten, Rademann*	580	2428
	Diätgebäck, *Tageskeks, Rademann*	443	1854
	Diätgebäck, Zwieback, *Rademann*	415	1737
	Diät-Gelee, Quitte, *Lihn,* 1 TL	20	84
	Diät-Joghurt, Frucht, *Ehrmann,* 150 g	105	440
	Diät-Konfitüre, *Minical,* 1 TL	10	42
	Diät-Konfitüre, *Schwartau,* 1 TL	20	84
	Diät-Konfitüren, *Lihn,* 1 TL	20	84
	Diät-Konfitüren, *Schneekoppe,* 1 TL	20	84
K	Diät-Kuchen (Dose), *Schneekoppe* i. D.	425	1779
	Diät-Kurmolke, *Heirler,* 0,2 l	78	327
	Diätmargarine, s. a. Produktnamen		
	Diätobst mit Fruchtzucker i. D.	80	335
	Diätöl, s. a. einzelne Sorten u. Produktnamen		

Nw		kcal	kJ
	Diät-Pflanzencreme, *becel*	655	2742
	Diätpils, 0,33 l	107	448
	Diätpralinen, *Rademann* i. D.	488	2043
	Diät-Pralinen, *Schneekoppe*	511	2139
	Diät-Pudding, *Schneekoppe*, 125 g	50	209
K	Diät-Spekulatius	454	1900
	Diät-Süßkraft, *Schneekoppe*	0	0
K	Diät-Waffeln i. D.	530	2219
	Diät-Würzmittel, *Alevita*, ½ TL	4	17
	Diätzucker-Sorbit, *Holex*	390	1633
F	*diasan, Eden*	720	3014
F	*diasan, Eden*, 1 EL	108	452
KB	Dicke Bohnen, *Iglo* TK	99	414
KB	Dicke Bohnen, 500 g Einkauf	250	1047
E	Dickmilch, 3,5%, *Müller*, 200 g	136	569
E	Dickmilch, fettarm, 1,5%	48	201
E	Dickmilch, fettarm, mit Frucht	78	327
E	Dickmilch mit Frucht, 3,5%	99	414
EF	Dickmilch, Sahne-, mit Frucht	149	624
EF	Dickmilch, Sahne-, 10%, *Müller*	125	523
V	Dill, frisch, 1 Bund	5	21
V	Dill, *Iglo* TK, 1 Päckchen	8	33
	Dill-Gewürzgurken, *Appel*	35	147
	Dillgurke	17	71
	Dillhappen-Salat, Homann, 1 Becher	502	2101
KB	Dinkel, gemahlen	382	1599
KB	Dinkel, Korn	369	1545
F	*Dissin-Fett, Homann*	930	3893
F	*Dissin-Fett, Homann*, 1 EL	140	586
F	Distelöl, *Vitaquell*	830	3474
F	Distelöl, *Vitaquell*, 1 EL	75	314
F	Distelöl, *Vitaquell*, 1 TL	25	105
KB	Dörrobst, gemischt	269	1126
KB	Dörrzwetschgen, 6 Stück, 40 g	108	452

Nw		kcal	kJ
	Dôle, 0,25 l	170	712
V	*Domango-Fruchttrunk, Donath*, 0,1 l	65	272
	Dominostein, 1 Stück	40	167
V	*Donata*, trinkfertiger Sanddorn, 0,1 l	40	167
	Doornkaat, 38%, 2 cl	42	176
	Doppeldecker, Dessert, *chambourcy*, 125 g i. D.	115	481
	Doppelkorn, 38%, 2 cl	44	184
F	Doppelrahmfrischkäse, 60%, 62,5 g	213	892
	Doppelwacholder, 38%, 2 cl	42	176
F	*Dorahm*, 60%, 62,5 g	225	942
E	Dorsch	78	326
E	Dorsch, 200 g Einkauf	88	184
E	Dorsch, getrocknet	361	1511
	Dorschrogen	112	469
	Dosenmilch, 7,5%, 1 TL	7	29
	Dosenmilch, 10%, 1 TL	9	38
K	*Doughnut*, 1 Stück	200	837
	D-Pils, 0,33 l	107	448
	Dreikorn-Cremesuppe, *Knorr »Wertvoll«*, 1 Teller	160	670
	Dreikorn-Suppe, *Lacroix*	60	255
	Drops, s. a. Bonbons		
	Drops, 1 Stück i. D.	20	84
	Dubonnet, 5 cl	60	251
K	*Duplo*, 1 Stück	105	439
MV	Durian	90	377

E

Nw		kcal	kJ
V	Eberesche, süß	411	201
	Edamer, 30%	266	1113
	Edamer, 40%	331	1386
	Edamer, 45%	371	1553
K	Edelbitterschokolade	540	2260
K	Edelbitterschokolade, 1 Kästchen	20	84
MV	Edelhefe, *Vitasan*	350	1465
MV	Edelhefe-Tabletten, *Dr. Ritters*, 12 Stück	17	71
	Edelmarzipan, *Fructusan*, 1 Stück	66	276

Nw = Nährwerte: E = viel Eiweiß – bevorzugt essen F = viel Fett – vorsichtig essen
K = viele Kohlenhydrate – überlegt essen M = viele Mineralstoffe – bevorzugt essen
V = viele Vitamine – bevorzugt essen B = Ballaststoffe – gezielt essen

E

Nw		kcal	kJ
F	Edelpilzkäse, 50%	368	1540
	Edelpilz-Sauce, Knorr, 250 ml	205	858
	Edelscharfe Knoblauch-Creme, Lacroix, 1 EL	50	209
	Edelzwicker, 0,25 l	150	628
	Egerlinge	30	126
	Eggnogg, 0,1 l	280	1172
E	Egli	89	372
E	Egli, 200 g Einkauf	72	301
	Ei, 1 Stück, Klasse 4, 55–60 g	87	364
V	Eichblattsalat	18	75
	Eierfrucht	25	105
	Eierfrucht, 1 Stück, 250 g	53	222
	Eierfrucht, 500 g Einkauf	106	444
	Eiergrog, 0,2 l	300	1256
	Eierlikör, 20%, 2 cl	50	209
	Eiermuschelsuppe, *Maggi*, 1 Teller	55	230
V	Eierpflaume, 1 Stück	12	50
	Eier-Salat, *Nadler*	250	1047
E	Eierschwammerl	23	96
E	Eierschwammerl, 500 g Einkauf	70	293
E	Eierschwammerl (Dose)	34	142
	Eierteigwaren, s. a. Nudeln		
KB	Eierteigwaren	390	1632
F	Eigelb, 1 Stück	69	289
	Eimalzin, Migros, 2 TL	42	176
	Einmachhilfe, Dr. Oetker, 1 Packung	8	33
	Eipulver, Vollei	613	2566
	Eipulver, Vollei, 1 EL	36	151
	Eipulver, Vollei, 1 TL	12	50
	Eis, *bottermelkfresh Johannisbeer, Langnese,* 1 Waffeltüte	185	774
	Eis, *bottermelkfresh Zitrone, Langnese,* 1 Waffeltüte	152	636
	Eis, *Capri, Langnese,* 1 Stück	61	255
	Eis, *Carte d'Or Premium, Langnese,* 1 Stück	310	1298
	Eis, *Cassis Sorbet, Dr. Oetker »Das Feine«,* 1 Packung	666	2788
	Eis, *Chocolat-Praliné, Dr. Oetker »Das Feine«,* 1 Packung	988	4136

Nw		kcal	kJ
	Eis, *Cornetto-Erdbeer, Langnese,* 1 Stück	137	573
	Eis, *Cornetto-Nuß, Langnese,* 1 Stück	177	741
	Eis, *Cuja Mara Split, Langnese,* 1 Stück	95	398
	Eis, Dessertbecher, Nuß, *Schöller,* 1 Stück	49	204
	Eis, Diät-Becher, 1 Stück i. D.	75	314
	Eis, *Domino, Langnese,* 1 Stück	134	561
	Eis, *Eis-Marie Haselnuß, Langnese,* 1 Packung	576	2411
	Eis, *Eis-Marie Zitrone, Langnese,* 1 Packung	517	2164
	Eis, Erdbeer Sorbet, *Mövenpick*	133	558
	Eis, Frucht-, 1 Kugel, 75 g	105	440
	Eis, *Fruchtzauber, Dr. Oetker,* 1 Packung i. D.	590	2470
	Eis, Fürst-Pückler-Art, *Dr. Oetker,* 500 ml	480	2009
	Eis, Haselnuß, *Dr. Oetker,* 500 ml	509	2131
	Eis, Irish Coffee, *Dr. Oetker »Das Feine«,* 1 Packung	1015	4249
	Eis, *Jamaica Royal, Langnese,* 500 ml	644	2696
	Eis, *Joker Erdnuß Caramel, Langnese,* 1 Stück	187	783
	Eis, Königsrolle, *Langnese,* 1 Packung	987	4132
	Eis, *Magnum, Langnese,* 1 Stück	294	1231
	Eis, Mandel-, *Langnese »Maxim's«,* 1 Packung	912	3818
	Eis, *Maple Walnuts, Mövenpick*	285	1193
	Eis, Milch-, 1 Kugel, 75 g	120	502
	Eis, *Nogger Choc, Langnese,* 1 Stück	299	1252
	Eis, Nougat-, *Schöller*	227	949
	Eis, Orange mit Campari *»Gino Ginelli«, Langnese,* 1 Packung	962	4027

Nw		kcal	kJ
	Eis, *Pistache, Mövenpick*	240	1004
	Eis, Rumtopf, *Langnese »Maxim's«*, 1 Packung	866	3625
	Eis, Sahne-, 1 Kugel, 75 g	150	628
	Eis, *Sandwich, Schöller*, 1 Stück	94	392
	Eis, Schokoladen-, 1 Kugel, 75 g	200	837
	Eis, *Schwarzwald Royal, Langnese*, 1 Packung	614	2570
	Eis, Soft-, Frucht, 1 Portion, 50 g	50	209
	Eis, Soft-, Milch, 1 Portion, 50 g	70	293
	Eis, *Tahiti Royal, Langnese*, 1 Packung	517	2164
	Eis, *Tropicana, 10 Frucht, Dr. Oetker*, 1 Packung	471	1972
	Eis, *Twister, Langnese*, 1 Stück	69	289
	Eis, Vanille-, 1 Kugel, 75 g	150	628
	Eis, *Vienetta Schokolade, Langnese*, 1 Packung	759	3177
	Eis, Walnuß-, *Langnese »Maxim's«*, 1 Packung	1149	4810
	Eis, *Willy Schokoko, Langnese*, 1 Stück	112	469
	Eis, Zabaione-Malaga *»Gino Ginelli«, Langnese*, 1 Packung	1115	4667
EF	Eisbein, hinteres	314	1314
EF	Eisbein, hinteres, 1000 g Einkauf	2400	10046
EF	Eisbein, vorderes	271	1134
EF	Eisbein, vorderes, 1000 g Einkauf	1800	7535
V	Eisbergsalat	15	63
V	Eisbergsalat, 500 g Einkauf	55	230
	Eisbombe, *Mövenpick*	214	894
	Eisbonbon, 1 Stück	20	84
	Eiscreme, Erdbeer, Schokolade, Vanille, *Weight Watchers*	82	348
	Eiskremkonfekt, *Langnese*, 1 Stück	21	88
E	Eismeer-Krabben	80	335
	Eistorte, *Vacherin, Migros*, 1 Stück	312	1306
	Eiswaffel, 1 Stück	25	105
	Eiswaffeltüte, 1 Stück i. D.	40	167
	Eiswein, 0,25 l	320	1340
E	Eiweiß, 1 Stück	18	75
E	Elchfleisch	130	544
E	Elchfleisch, 1000 g Einkauf	985	4123
K	Elisenlebkuchen, 1 Stück, 50 g	190	795
F	Emmentaler, 45%	401	1679
F	Emmentaler *Scheibletten*, 45%, *Kraft*, 1 Scheibe	64	268
F	Emmentaler Schmelzkäse, 45%, *Kraft*, 62,5 g	175	733
MV	Endiviensalat	17	71
	Ente	243	1017
	Ente, 1000 g Einkauf	1944	8138
	Entenei, 1 Stück	100	419
E	Entenleber	147	615
	Entenleber-Paté, *Lacroix*	326	1374
E	Entrecôte	126	527
K	*Epifin*	367	1636
K	*Epifin*, 1 TL	18	75
	Erbs mit Croutons, Knorr, 1 Tasse	90	377
VB	Erbsen, grün	79	331
VB	Erbsen, grün, 500 g Einkauf	158	661
VB	Erbsen, grün (Dose)	56	233
KB	Erbsen, Hülsenfrucht	370	1549
	Erbsen und Karotten (Dose oder Glas)	48	201
V	Erbsen und Karotten, *Dr. Oetker* TK	63	264
	Erbsen-Eintopf mit Fleischbällchen, Hipp-Diät, 200 g	260	1099
	Erbseneintopf mit 4 Rauchwürstchen, Erasco, 1 Teller	280	1172
	Erbsenpüree, *Pfanni*, 150 g	95	398

E

Nw = Nährwerte: E = viel Eiweiß – bevorzugt essen F = viel Fett – vorsichtig essen
K = viele Kohlenhydrate – überlegt essen M = viele Mineralstoffe – bevorzugt essen
V = viele Vitamine – bevorzugt essen B = Ballaststoffe – gezielt essen

Nw		kcal	kJ
	Erbsensuppe, *Maggi*, 1 Teller	65	272
	Erbsen-Suppenterrine, Sonnen (Dose), 425 g	378	1582
	Erbsen-Topf, Lacroix	20	339
	Erbsentopf mit Speck, Maggi, 1 Dose	340	1423
	Erbswurst gelb, mit Speck, *Knorr*, 1 Teller	78	327
	Erbswurst grün, mit Räucherspeck, *Knorr*, 1 Teller	75	314
V	Erdäpfel	72	301
V	Erdäpfel, 1000 g Einkauf	576	2411
	Erdartischocke	81	339
	Erdartischocke, 500 g Einkauf	279	1168
	Erdbeerbowle, 0,25 l i. D.	250	1047
	Erdbeer-Dessert-Torte, BM, *Kraft*, 1 Stück	148	620
V	Erdbeeren	37	155
V	Erdbeeren, 500 g Einkauf	180	753
	Erdbeeren (Dose)	86	360
K	Erdbeerkonfitüre, 1 TL	26	110
	Erdbeerkonfitüre, Fruchtzucker, kaloarm, *Lihn*, 1 TL	14	59
V	Erdbeertomate	58	243
FB	Erdnüsse mit Schale	415	1737
EF	Erdnußbutter	630	2637
KF	Erdnußflips	530	2219
KF	Erdnußflips, 1 EL	20	84
FB	Erdnußkerne	631	2641
FB	Erdnußkerne, 8 Stück	94	393
EF	Erdnußmus, *granoVita*	619	2591
EF	Erdnußmuß, *granoVita*, 1 TL	31	130
F	Erdnußöl	925	3872
F	Erdnußöl, 1 EL	83	347
K	Erfrischungsschokolade	570	2386
K	Erfrischungsschokolade, 1 Kästchen	50	209
	Escorial grün, 56%, 2 cl	80	335
E	Eselsmilch, 0,25 l	108	452
V	Eskarol	17	71
V	Eskarol, 500 g Einkauf	66	276
	Espresso	0	0
	Espresso, mit Zucker, 1 Tasse	35	147
	Esrom, 45%, *Kraft*	340	1423
	Essig, s. a. einzelne Sorten		
	Essig, 1 EL	4	17
B	Eßkastanien	211	883
B	Eßkastanien, 8 Stück	95	398
B	Eßkastanien, 500 g Einkauf	844	3533
	Estragon, gehackt, 1 EL	1	4
	Eukalyptus-Gummidrops, *Konsul*, 50 g	160	670
	Eukalyptus-Pastillen	261	1093
	Euter	234	979
V	*Exota, Vitaborn*, 0,2 l	57	239
	Exportbier, 0,5 l	292	1222
	Exquisit-Pastete, Tartex, 25 g	72	301
F	Extrawurst i. D.	329	1377

F

Nw		kcal	kJ
K	Fadennudeln, gekocht (= 30 g roh)	117	490
K	Fadennudeln, roh (= 350 g gekocht)	390	1633
	Fan Chieh Tang, Lacroix	40	170
K	Farinzucker	382	1599
KB	*Farmer Flocs, Migros*	466	1951
E	Fasan	143	599
E	Fasan, 1000 g Einkauf	1100	4605
	Fasanen-Consommé, *Lacroix*	16	66
	Faschiertes, gemischt	285	1193
	Fastentrank, Schoenenberger, 0,1 l	28	117
V	Federkohl	25	105
V	Federkohl, 1000 g Einkauf	193	808
KB	Feigen, getrocknet	272	1139
KB	Feigen, getrocknet, 1 Stück, 15 g	40	167
MV	Feigen, frisch	73	306
MV	Feigen, frisch, 1 Stück, 60 g	45	188
K	Feigen, kandiert	311	1301
	Feiner Keks, Fructusan	452	1892
	Feinerbs mit Schinken, Knorr, 1 Teller	80	335
E	Felchen	108	452
E	Felchen, 200 g Einkauf	146	611
MV	Feldsalat	22	92
MV	Fenchel	49	205
MV	Fenchel, 500 g Einkauf	227	950
	Fendant, 0,25 l	167	701
K	*Ferrero Küsschen*, 1 Stück	46	193

Nw		kcal	kJ
K	*Ferrero Rocher,* 1 Stück	59	247
	Fertigpudding, s. einzelne Sorten		
K	*Feuersteine*	402	1683
F	*Feuertopf, Erasco,* 1 Teller	263	1101
F	*Feuertopf, Sonnen,* 250 g	168	703
	Feuerzangenbowle, 0,25 l	400	1674
E	Filet, Kalb	104	435
E	Filet, Rind	126	527
E	Filet, Schwein	176	737
V	Finocchio	49	205
V	Finocchio, 500 g Einkauf	227	950
	Fisch-Frikadelle, *Iglo* TK, 1 Stück	84	352
	Fischfond, *Lacroix*	8	36
	Fischstäbchen, TK, 5 Stück, 150 g i. D.	265	1109
	Fischstäbchen, TK, fritiert, 5 Stück	333	1394
	Fischsuppe Marseille *»Bistro«, Iglo* TK, 1 Tasse	103	431
V	Fisolen	35	146
V	Fisolen, 500 g Einkauf	167	699
K	*Fit Chips, XOX*	514	2151
	Flädli-Suppe, Knorr, 1 Teller	50	209
	Flair Crème-Dessert, Nestlé, 120 g	120	502
F	Fleckhering	241	1009
	Fleisch, s. einzelne Tierarten		
	Fleischbrühe (Würfel), 0,25 l	10	42
	Fleischbrühe, gekörnt, 0,25 l	5	21
E	Fleischextrakt, 1 TL	15	63
F	Fleischkäse	341	1427
E	Fleischkäse, Truthahn-, *Gutfried*	200	837
	Fleischklößchen, *Iglo* TK, 1 Stück, 15 g	33	138
	Fleischklößchen und Kartoffeln, *Rademann*	71	297
F	Fleischpastete i. D.	380	1591

Nw		kcal	kJ
E	Fleischpastete, Geflügel-, *Gutfried*	160	670
	Fleisch-Plätzli, Iglo TK, 1 Stück, 50 g	88	368
F	Fleischrotwurst	400	1674
F	Fleischsalat i. D.	360	1507
	Fleischsalat, *»Du darfst«*	125	523
	Fleischspieße, *Eismann* TK, 1 Stück	186	779
	Fleischsuppe, Instant, 1 Tasse	9	38
	Fleischsuppe, Instant, 1 Teller	15	63
	Fleischsuppe, Klare, 1 Tasse	10	42
	Fleischsuppe, Klare, 1 Teller	15	63
F	Fleischwurst i. D.	315	1319
	Fleischwurst, *»Du darfst«*	200	837
	Fleischwurst, *Weight Watchers*	201	841
	Fleischwurst, Geflügel-, *Gutfried*	240	1005
	Fliederbeeren	46	193
	Fliederbeersaft, ungesüßt, 0,1 l	38	159
	Flockenpüree mit Milch, Pfanni, 200 g	120	502
	Florida-Salat, Homann, 150 g	400	1674
B	*Flüggelin,* Leinsaat-Molkemischung	460	1926
E	Flunder	79	331
E	Flunder, 200 Einkauf	71	297
E	Flunder, geräuchert	121	506
E	Flunder, geräuchert, 100 g Einkauf	94	393
E	Flußbarsch	89	373
E	Flußbarsch, 200 g Einkauf	72	301
E	Flußkrebse	71	297
E	Flußkrebse, 500 g Einkauf	82	343
E	Flußkrebs, 1 Stück i. D.	30	126
E	Fogosch	94	393
E	Fogosch, 200 g Einkauf	92	385
F	Foie de canard, Pâté de, 1 EL	65	272
F	Foie d'oie, Pâté de, 1 EL	65	272

Nw = Nährwerte: E = viel Eiweiß – bevorzugt essen F = viel Fett – vorsichtig essen
K = viele Kohlenhydrate – überlegt essen M = viele Mineralstoffe – bevorzugt essen
V = viele Vitamine – bevorzugt essen B = Ballaststoffe – gezielt essen

F

Nw		kcal	kJ
F	Foie gras, 1 Scheibe, 50 g	250	1047
F	Foie gras au naturel, 1 Scheibe, 50 g	250	1047
F	Foie gras, Bloc, 1 Scheibe, 50 g	200	837
F	Foie gras, Mousse de, 1 EL	80	335
K	Fondantwürfel, 1 Stück	60	251
	Fondor, Streuwürze, 1 Würfel, 4 g	10	41
	Fondor, Streuwürze, 1 TL	3	13
	Fondue fixfertig, Migros, 1 Portion mit Brot	627	2625
E	Forelle	112	469
E	Forelle, 200 g Einkauf	116	486
E	Forelle, geräuchert	128	565
E	Forellenfilet, geräuchert, *Eismann* TK, 1 Stück	113	473
E	*Forsana* Diät-Drink mit Joghurt, 1 Tagesration = 5 Portionen	935	3914
E	*Forsana* Diät-Eiweiß-müsli, 1 Tagesration = 5 Portionen i. D.	970	4060
E	*Forsana* Diät-Mahlzeit, 1 Portion, 300 g i. D.	280	1172
E	*Forsana* Diät-Schlankspeise, 1 Tagesration = 5 Portionen	1070	4479
E	*Forsana* Diät-Schlanktrank, 1 Tagesration = 5 Portionen	950	3977
E	*Forsana* Diät-Suppen, 1 Teller i. D.	200	837
	Framboise, 2 cl	65	272
K	Frankfurter Kranz, BM, *Dr. Oetker,* 1 Stück	284	1189
	Frankfurter Würstchen i. D.	286	1197
	Französischer Gemüsetopf, Lacroix	93	391
F	Freiburger Vacherin, 50%	365	1528
	French Dressing, *Kraft,* 1 EL	39	163
	Frey Instant, Migros, 1 TL	20	84
	Friate, Fruchtwürze, *Donath,* 1 EL	53	222
E	Friesenkrabben (Dose oder TK)	103	431
	Frikadellen, *Eismann* TK, 1 Stück	298	1247

Nw		kcal	kJ
	Frikadellen, Vegetarische, *Tartex*	177	741
	Frikassee, Vegetarisches, *Tartex*	102	427
K	Frischbackgipfel, *Migros,* 1 Stück, 33 g	151	632
K	Frischbacksemmeli, *Migros,* 1 Stück, 40 g	120	502
K	Frischbackweggli, *Migros,* 1 Stück, 35 g	117	490
E	*Frischette,* 20%, *Adler*	145	607
E	Frischkäse, körniger, 20%	105	440
E	Frischling	113	473
E	Frischling, 1000 g Einkauf	883	3696
V	Friséesalat	17	71
KB	*Frosties, Kellogg's,* ca. 30 g	120	502
	Frucht-Cocktail, *Libby's,* 1 Portion	90	377
	Frucht-Duett, Frucht, *Lünebest,* 125 g	120	502
	Frucht-Duett, Nuß, *Lünebest,* 125 g	145	607
K	Fruchtgummi	340	1423
	Fruchtgummi, 1 Stück	14	59
	Fruchtjoghurt, Erdbeer, 125 g, *Weight Watchers*	83	349
	Fruchtjoghurt, Pfirsich/Sanddorn, 125 g, *Weight Watchers*	81	340
	Fruchtkaltschalen, FP, 1 Teller i. D.	180	753
	Fruchtkaltschale, Instant, *Dr. Oetker,* 1 Portion i. D.	95	398
BK	*Frucht-Kleie-Keks, Drei Pauly*	414	1733
K	Fruchtkonfitüren, 1 TL i. D.	38	159
	Fruchtnektare, 0,2 l i. D.	130	544
	Fruchtnektar, Diät, *natreen,* 0,2 l i. D.	42	176
E	Fruchtquark, 20%	147	615
E	Frucht-Quark, *natreen,* 150 g	95	398
	Fruchtsäfte, s. a. einzelne Sorten		
V	Fruchtsäfte (gesüßt), 0,2 l i. D.	101	423
V	Fruchtsäfte mit Süßstoff, 0,2 l i. D.	80	335
V	Fruchtsäfte (ungesüßt), 0,2 l i. D.	80	335

Nw		kcal	kJ
	Fruchtsaftgetränke, 0,2 l i. D.	90	377
	Fruchtsaftgetränke, Diät, *natreen*, 0,2 l i. D.	44	184
	Fruchtsaftliköre, 20%, 2 cl i. D.	45	189
	Fruchtsaftliköre, 30%, 2 cl i. D.	65	272
KB	*Fruchtschnitten,* Früchte, *granoVita* i. D.	377	1578
KB	*Fruchtschnitten,* Haselnuß, *granoVita*	460	1926
	Fruchtsirup, 1 EL i. D.	55	230
	Frucht-Sirup, *natreen,* 1 EL	16	67
	Fruchtsuppe, Sanddorn, *Cenovis,* 1 Teller	177	741
	Fruchtsuppe, Feine, *Dr. Oetker,* 1 Teller	134	561
K	Fruchtzucker	400	1674
K	Fruchtzucker, 1 EL	60	251
K	Fruchtzucker, 1 TL	20	84
K	Fruchtzuckerbonbon	390	1632
K	Fruchtzuckerbonbon, 1 Stück	19	80
K	Fruchtzucker-Konfitüre, kalorienreduziert, *Lihn,* 1 TL	14	59
K	Fruchtzuckerkonfitüren, *Schneekoppe,* 1 TL i. D.	19	80
K	Fruchtzucker-Hagebuttenkonfitüre, 1 TL i. D.	21	88
K	Fruchtzucker-Pflaumenmus, 1 TL	20	84
K	Fruchtzuckerschokolade, Edelbitter	548	2294
K	Fruchtzuckerschokolade, *Noisette*	568	2378
K	Fruchtzuckerschokolade, Vollmilch	546	2252
	Fruchtzwerge, Gervais, 1 Becher, 50 g	76	318
	Früchte Mini, Studt, 1 Stück, 75 g	196	820
KB	Früchte-Muesli, *Schneekoppe*	377	1578

Nw		kcal	kJ
	Früchtequark, Diät-, *Migros,* 125 g	104	435
	Frühlingsrolle TK, 1 Stück, 150 g i. D.	200	837
	Frühlingssuppe, *Alevita,* 1 Teller	68	285
	Frühstücksfleisch i. D.	313	1310
BK	*Frühstücksflocken mit Bits, Knorr,* 40 g	154	645
	Frühstückskuchen, Schneekoppe	334	1398
F	Frühstücksspeck, gekocht	611	2558
	Frühstücksspeck, kroß gebraten, ohne Fett	330	1381
F	Frühstücksspeck, roh	658	2754
	Frutin, 1 TL	20	84
	Fruttina Pudding, *Dr. Oetker,* 1 Portion	105	440
B	*Fünf-Korn-Suppe, Cenovis,* 1 Teller	82	343
KB	*5-Korn-Waerlandbrot, Lieken*	213	892
	Fünf-Minuten-Terrine, Grießklößchentopf, *Maggi,* 1 Becher	170	712
	Fünf-Minuten-Terrine, Hühner-Nudeltopf, *Maggi,* 1 Becher	180	759
	Fünf-Minuten-Terrine, Nudeln in Rahmsoße, *Maggi,* 1 Becher	290	1214
	Fünf-Minuten-Terrine, Rindfleischsuppentopf, *Maggi,* 1 Becher	155	649

G

Nw		kcal	kJ
	Gala-Pudding, Dr. Oetker, 1 Portion i. D.	161	674
	Galetta-Pudding, Dr. Oetker, 1 Portion	159	666
F	Gans	370	1549
F	Gans, 1000 g Einkauf	2293	9598
	Gänsebrust, geräuchert	190	795
	Gänse-Consommé, *Lacroix*	21	88

Nw = Nährwerte: E = viel Eiweiß – bevorzugt essen F = viel Fett – vorsichtig essen
K = viele Kohlenhydrate – überlegt essen M = viele Mineralstoffe – bevorzugt essen
V = viele Vitamine – bevorzugt essen B = Ballaststoffe – gezielt essen

G

Nw		kcal	kJ
	Gänseleber, s. a. Foie gras		
	Gänseleber	230	963
F	Gänseleber, Block, *Lacroix*	451	1905
	Gänseleber-Parfait, *Lacroix*	279	1176
	Gänseleber-Pate, *Lacroix*	360	1518
	Gänseleber-Terrine, *Lacroix*	373	1574
F	Gänseleber, Stopf-	500	2093
F	Gänselebercreme, 50% i. D.	400	1674
F	Gänselebercreme, 50%, 1 EL	80	335
F	Gänseleberterrine, 75% i. D.	400	1674
F	Gänseleberterrine, 75%, 1 EL	80	335
	Gänsepastete, *Jensen's*	341	1427
F	Gänseschmalz	947	3964
F	Gänseschmalz, 1 EL	142	594
E	Gamsrücken	110	460
KB	Garbanzos	368	1540
E	Garnelen, 1 Schwanz, geschält, 30 g	25	105
E	Garnelenschwänze	82	343
	Gartenkräuterdressing, 1 EL	35	146
MV	Gartenkresse	46	193
MV	Gartenkresse, 1 Kästchen, 25 g	11	46
	Gartenmelde	20	84
E	Gazellenfleisch	114	477
KB	Gebackene Bohnen, *Erasco*, 300 g	267	1118
	Gebäck, s. einzelne Sorten, auch Diät, auch Diabetiker		
	Gebäckmischung, *Sionon*	490	2051
	Gebirgsenzian, 38%, 2 cl	55	230
KB	Gebrannte Mandeln	446	1867
	Geflügel-Curry, *Dr. Oetker* TK, 1 Portion	150	628
	Geflügelfleischbällchen, *Schneekoppe*	88	368
	Geflügelfleisch-Pastete, *Gutfried*	160	670
	Geflügelleber-Pâté	339	1429
	Geflügelpfanne »Hawaii«, »Bistro«, Iglo TK, 1 Packung	361	1511
	Geflügel-Ragout, *Lacroix* Fertiggericht	128	541
	Geflügelsalat, *»Du darfst«*	175	733
	Geflügelsalat, *Nadler*	301	1260
	Geflügelsalat, *Weight Watchers*	145	605
	Geflügelsalat *»Hawaii«, Hipp Leicht-Menü*, 300 g	310	1315
	Geflügelterrine, *Hipp Leicht-Menü*, 300 g	242	1025
	Geflügel-Würstchen, *Gutfried*	250	1047
	Geflügelwurst i. D.	200	837
	Gefrorenes, s. Eis		
F	Geheimratskäse, 45%	417	1746
	Geiß	161	674
	Gekochte Klöße, 1 Stück i. D.	100	419
E	Gelatine, 1 Blatt	6	25
E	Gelatine, gemahlen, *Dr. Oetker*, 1 Päckchen	34	142
	Gelberbs mit Speck, Knorr, 1 Teller	110	460
V	Gelbe Rüben	41	172
V	Gelbe Rüben, 500 g Einkauf	154	645
F	Gelbwurst i. D.	364	1524
	Gelee, s. einzelne Sorten		
	Geleewürfel, 1 Stück	50	209
	Gelfix, Dr. Oetker, 1 Beutel, 20 g	58	243
	Gelfix, Zwei + Eins, Dr. Oetker, 1 Beutel, 25 g	47	197
	Gelier-Süße, Sionon	394	1649
	Gelierzucker, *Dr. Oetker*	385	1612
	Gemüse, s. einzelne Sorten		
	Gemüse-Allerlei mit Sesam, *Iglo* TK, 1 Packung	341	1427
V	Gemüse *»milchsaures Allerlei«, Eden*	15	63
	Gemüsebrühe, natriumarm, *Cenovis*, 1 Teller	29	121
	Gemüseeintopf, *Knorr* (Beutel), 0,25 l	143	599
V	Gemüse-Hefe-Brühe, *Vitam*, 1 Teller	30	126
	Gemüsekonserven i. D. (außer Erbsen)	24	100

G

Nw		kcal	kJ
	Gemüsepfanne Toscana, Dr. Oetker TK, 150 g	83	347
V	Gemüsesäfte, 0,1 l	30	126
V	Gemüsesaft, *Gute Ernte, Granini*, 0,1 l	15	63
	Gemüsesuppe *»Leichter Tag«, Dr. Oetker* TK, 1 Packung	165	691
V	Gemüsetrunk, *Schneekoppe*, 0,1 l	14	59
	Genever, 2 cl	65	272
	Geräuchertes in Grünkohl, *Hipp-Diät*, 300 g	279	1182
E	*Gercrème, Gervais*, 20%, 250 g	200	837
	Germ, s. a. Hefe		
V	Germ, Bäcker-, 20 g	20	84
K	Germknödel, *Iglo* TK, 1 Stück	472	1976
KB	Gerste, entspelzt, ganzes Korn	369	1545
	Gersten-Cremesuppe, *Knorr »Wertvoll«*, 1 Teller	195	816
KB	Gerstengrütze	368	1540
KB	Gerstengrütze, 1 EL	74	310
KB	Gerstenmehl	369	1545
F	*Gervais*-Rahmfrischkäse, 70%, 62,5 g	213	892
F	Geselchtes, fett	360	1507
	Geselchtes, mager	264	1105
	Gewürze	0	0
	Gewürzgurke	15	63
K	Gewürzkuchen, BM, *Kraft*, 1 Stück	193	808
	Gewürzmischungen, 1 TL	3	18
	Gewürztraminer, Elsaß, 0,25 l	175	733
	Gewürztraminer, Steiermark, 0,25 l	140	586
K	*Giandor*-Schokolade	605	2533
	Gin, 40%, 2 cl	65	272
	Gin Fizz (5 cl Gin), 0,2 l	195	816
	Gin-Tonic (2 cl Gin), 0,2 l	140	586
	Gin-Tonic, *Schweppes light* (2 cl Gin), 0,2 l	70	293
	Ginger Ale, *Schweppes*, 0,2 l	72	301

Nw		kcal	kJ
	Ginger Ale, *Schweppes light*, 0,2 l	24	100
E	Gitzi-Fleisch i. D.	161	674
E	Gitzi-Fleisch, 1000 g Einkauf i. D.	1304	5459
	Glace, Doppelrahm-Baumnuß, *Migros*, 150 g	366	1532
	Glace, Rahm-Erdbeer, *Migros*, 1 Cornet, 70 g	124	519
	Glace, Rahm-Vanille, *Migros*, 1 Stengel, 40 g	74	310
	Glace, Wasser-Apfel, *Migros*, 1 Stück, 50 g	41	172
	Glühfrucht, Punsch ohne Alkohol, *Donath*, 0,1 l	199	833
	Glühwein, 0,2 l i. D.	195	816
	Glutamat, 1 TL	2	8
	Götterspeise, FP, 125 g	80	335
	Götterspeise aus Geleepulver, *Dr. Oetker*, 1 Portion	94	393
	Götterspeise, Instant, *Dr. Oetker*, 1 Portion	102	427
	Göttinger Wurst i. D.	396	1658
	Gold-Backfisch, Iglo TK, 125 g	215	900
E	Goldbarsch, 200 g Einkauf	109	456
E	Goldbarschfilet	114	477
F	Goldrom-Käse, 50%	361	1511
F	Gorgonzola, 50%	368	1540
EF	Gouda, 45%	382	1599
E	Gouda, *»Du darfst«*	286	1197
	Goulasch, s. Gulasch		
KB	Grahambrot	250	1047
KB	Grahambrot, 1 Scheibe, 40 g	100	419
	Grammeln	182	762
V	Granatapfel	77	322
F	*Grancino*, 60%, *Champignon*	397	1662
	Grand Marnier, 2 cl	65	272
KB	*Granola*, Knusper-Frühstück, *Müller's Mühle*, 40 g	192	804
KB	*Grany Müsli-Happen*, Apfel/Aprikose, *De Beukelaer*, 1 Stück	132	552

Nw = Nährwerte: E = viel Eiweiß – bevorzugt essen F = viel Fett – vorsichtig essen
K = viele Kohlenhydrate – überlegt essen M = viele Mineralstoffe – bevorzugt essen
V = viele Vitamine – bevorzugt essen B = Ballaststoffe – gezielt essen

Nw		kcal	kJ
KB	*Grany Müsli-Happen,* Waldfrüchte, *De Beukelaer,* 1 Stück	146	611
V	Grapefruit	42	176
V	Grapefruit, 1 Stück, 250 g	80	335
V	Grapefruitsaft, gesüßt (Dose), 0,2 l	96	402
V	Grapefruitsaft, ungesüßt, 0,2 l	64	268
V	Grapefruitsaft, *»Leichter Genuss«, Granini,* 0,2 l	42	176
KB	Graubrot	244	1021
KB	Graubrot, 1 Scheibe, 40 g	100	419
KB	Graupen, Gersten-	370	1549
KB	Graupen, 1 EL	74	310
F	Greyerzer-Käse, 49%	411	1720
	Grieben	182	762
F	Griebenschmalz	940	3935
KB	Grieß	370	1549
KB	Grieß, 1 EL	48	201
	Grieß-Dessert mit Birnen-Schoko-Soße, *Hipp,* 300 g	325	1490
	Grießpudding, Großmutters Elite, 1 Portion, 125 g	159	666
	Grill-Relishes, *Kraft,* 1 EL i. D.	64	268
	Grill-Sauce, *Homann,* 1 EL	29	121
	Grillsauce, *Nadler,* 1 EL	14	59
	Grog (4 cl Rum, 2 Stück Zucker)	180	753
	Grüne Grütze mit Sahnesoße, *Dr. Oetker,* 150 g	169	707
K	Grüne Nudeln, gekocht (=30 g roh)	111	465
K	Grüne Nudeln, roh (=350 g gekocht)	370	1549
KB	Grünkern, Korn	369	1545
KB	Grünkern, 1 EL	74	310
	Grünkernsuppe, *Knorr »Wertvoll«,* 1 Teller	200	837
	Grünkern-Suppe, *Lacroix*	109	459
KB	Grünkernmehl	382	1599
V	Grünkohl	57	238
V	Grünkohl, 1000 g Einkauf	290	1214
	Grütze, s. einzelne Sorten		
	Grützwurst i. D.	212	887
	Guavas (Dose mit Sirup)	60	251
V	Guave	54	226
V	Guave, 1 Stück, 150 g	80	335
	Güggeli, s. Hähnchen		
	Guinness, GB, ½ pint	94	393
	Guinness, Übersee, 0,33 l	216	904
	Gulasch, TK, 250 g i. D.	330	1381
	Gulasch-fix, Maggi, für 500 g Fleisch	200	837
	Gulaschsoße, *Maggi,* 1 EL	6	25
	Gulaschsuppe (Beutel), 1 Teller	75	314
	Gulaschsuppe (Dose), 1 Teller	150	628
K	Gummibären	340	1423
	Gumpoldskirchner, 0,25 l	220	921
	Gurke	13	54
	Gurke, 500 g Einkauf	47	197
	Gurke, süß-sauer	40	167
	Gurken-Chips, *Appel*	35	147
	Gurkensticks	14	59
	Gurken-Taler, *Kühne*	35	147
K	*Gustin*	349	1461
K	*Gustin,* 1 TL	17	71
K	*Gustin Soßenhelfer,* 1 TL	18	75
	Gutsel, 1 Stück i. D.	20	84
	Gutsherren Würstchen, Heine's	254	1063

H

Nw		kcal	kJ
	Hackbraten fix, Knorr, 1 Beutel, 100 g	335	1402
	Hackbraten in Rahmgemüse, *Hipp Leicht-Menü,* 300 g	266	1130
F	Hackepeter	360	1507
	Hackfleisch, gemischt	285	1193
	Hackfleischrisotto, *Homann,* 300 g	420	1758
	Hackfleischsoßen-fix, Maggi, für 500 g Fleisch	193	808
	Hacksteaks in Champignon-Rahmsoße, *»Mein Leibgericht«, Iglo* TK, 225 g	360	1507
E	Hähnchen	144	603

Nw		kcal	kJ
E	Hähnchen, 1000 g Einkauf	1066	4462
	Hähnchen-Backofen-Snacks, Wiesenhof TK	198	829
E	Hähnchenbrust	109	456
E	Hähnchenbrust, 500 g Einkauf	393	1645
E	Hähnchenbrust in Aspik, *Wiltmann*	129	540
	Hähnchenbrust Florida, »Bistro«, Iglo TK, 1 Packung	495	2072
	Hähnchenbrust-Menü, »Du darfst«, 400 g	390	1660
	Hähnchenfleisch in Aspik *»leicht & lecker«, Könecke*	82	343
	Hähnchen-Happen + Frites, McCain »ganze Mahlzeit« TK, Packung, 300 g	586	2453
E	Hähnchenherzen	139	582
E	Hähnchenkeule	120	502
E	Hähnchenkeule, 500 g Einkauf	450	1884
E	Hähnchenleber	147	615
	Hähnchenpfanne, *Wiesenhof*	217	908
MV	Häuptelsalat	16	67
KB	Hafer, entspelzt	387	1620
KB	*Haferfleks*, Knusprige, *Kölln*, 40 g	160	670
KB	Haferflocken	405	1695
KB	Haferflocken, 1 EL	41	172
KB	Haferflocken, Instant, *Kölln*	384	1607
KB	Hafergrütze	399	1670
KB	Hafergrütze, 1 EL	80	335
KB	Hafermehl	411	1720
KB	Hafermehl, 1 EL	82	343
V	Hagebutten	100	419
	Hagebutten-Marmelade, 1 TL	25	105
	Hagebutten-Marmelade, *Fructusan*, 1 TL	20	84
	Hagebutten-Trunk, *Vitaborn*, 0,2 l	102	427
	Haifisch in Öl (Dose)	170	712
E	Haifischsteak	85	356
F	*Halbarine*	366	1532
F	*Halbarine*, 1 EL, 15 g	55	230
	Halberstädter Würstchen, 1 Stück, 50 g	130	544
F	Halbfettmargarine, *»Du darfst«*	375	1570
F	Halbfett-Margarine, 40%, *Weight Watchers*	370	1570
E	Hallimasch	37	155
KF	Halwa	620	2595
	Hammel, s. Lamm und Schaf		
E	Handkäse	138	578
	Hanuta, 1 Stück	118	494
	»Happy Snack«, gefüllte Pfannkuchen mit Blattspinat, *Pfanni* TK, 1 Packung	405	1695
	»Happy Snack«, gefüllte Pfannkuchen mit Champignons, *Pfanni* TK, 1 Packung	445	1863
	»Happy Snack«, gefüllte Pfannkuchen mit Hackfleisch, *Pfanni* TK, 1 Packung	425	1779
F	Hartwurst i. D.	550	2302
E	Harzer Käse, 10%	96	402
E	Hase	124	520
E	Hase, 1000 g Einkauf	992	4153
E	Haselhuhn	111	465
FK	*Hasel-Nougat-Creme, granoVita*, 1 TL	56	234
FB	Haselnüsse, 1000 g Einkauf	2916	12206
FB	Haselnüsse, gerieben, 1 TL	35	146
FB	Haselnußkerne	694	2905
FB	Haselnußkerne, 10 Stück	104	435
K	Haselnuß-Krokant	474	1984
K	Haselnußkuchen, BM, *Kraft*, 1 Stück	189	791
F	Haselnußmuß	715	2993
	Haselnuß-Nougat, *Fructusan*, 1 Stück	73	306
	Hasentopf, Eismann TK, 250 g	283	1185
F	Havarti, 45%, *Kraft*	350	1465
E	Hecht	89	373
E	Hecht, 200 g Einkauf	98	410

Nw = Nährwerte: E = viel Eiweiß – bevorzugt essen F = viel Fett – vorsichtig essen
K = viele Kohlenhydrate – überlegt essen M = viele Mineralstoffe – bevorzugt essen
V = viele Vitamine – bevorzugt essen B = Ballaststoffe – gezielt essen

H

Nw		kcal	kJ
V	Hefe, Bäcker-, 1 Würfel	40	84
V	Hefe, Bier-, 1 EL	35	147
V	Hefe, Bier-, Extrakt, *Cenovis,* 1 EL	23	96
V	Hefe, Bier-, flüssig, *Dr. Ritters,* 1 EL	8	35
V	Hefe, Edel-, *Vitasan,* 1 EL	35	147
	Hefe, Trocken-, 1 Päckchen	25	105
V	Hefeflocken, 1 EL	35	147
K	Hefe-Guglhupf, BM, *Kraft,* 1 Stück	201	841
K	Hefeteig, *Eismann* TK, 500 g	1350	5651
V	Heidelbeer, *Vollfrucht, Donath,* 1 EL	41	172
VB	Heidelbeeren	62	259
	Heidelbeeren mit Fruchtzucker, *Lihn*-Diät	88	368
V	*Heidelbeerfruchttrunk, Donath,* 0,1 l	53	222
KB	Heidenmehl	369	1545
E	Heilbutt	110	460
E	Heilbutt, 200 g Einkauf	176	737
E	Heilbutt, geräuchert	238	996
E	Heilbutt, geräuchert, 200 g Einkauf	362	1516
	Heisse Tasse, Gemüse-Creme-Suppe, *Unox,* 1 Tasse	73	306
	Heisse Tasse, Hühner-Suppe, *Unox,* 1 Tasse	37	155
	Heisse Tasse, Tomaten-Creme-Suppe, *Unox,* 1 Tasse	95	398
	Heisse Tasse, Zwiebelsuppe, *Unox,* 1 Tasse	39	163
	Heisser Nudel-Becher, Unox, 1 Becher i. D.	125	523
	Helle Soße, *Alevita,* 1 EL	13	54
	Helle Soße, extra fein, *Knorr,* 1 EL	12	50
	Helle Soße, Instant, 1 EL	9	38
E	Hendl	144	603
	Herbadox, 1 TL	6	23
	Hering, grün, 1 Stück	160	670
	Hering, grün, Ostsee-	109	456
	Hering in Gelee	176	737
	Hering, mariniert	225	942

Nw		kcal	kJ
	Heringsfilet in Tomatensoße	217	908
	Heringssalat, rot, *»Du darfst«*	135	565
K	Heringssalat, rot, *Nadler*	253	1059
K	Heringssalat, weiß, *Nadler*	246	1030
K	*Heringstipp, Nadler*	285	1193
	Heringstopf, *Weight Watchers*	143	600
E	Herrenpilze	34	142
E	Herrenpilze, 500 g Einkauf	135	565
E	Herz, Kalb	122	511
E	Herz, Rind	133	557
E	Herz, Schwein	120	502
E	Herzmuschelfleisch	35	146
F	Hickorynüsse, 6 Kerne	100	419
VB	Himbeeren	40	167
	Himbeergeist, 40%, 2 cl	47	197
K	Himbeergelee, 1 TL	26	109
K	Himbeerkonfitüre, 1 TL	27	113
K	Himbeersirup, 1 EL	40	167
	Himbeerwasser (2 EL Sirup), 0,2 l	80	335
	Hinterschinken in Aspik, *»leicht & lecker«, Könecke*	82	343
	Hirn, Kalb	119	498
	Hirn, Rind	137	573
	Hirn, Schwein	132	553
F	Hirnwurst i. D.	364	1524
E	Hirsch	123	515
E	Hirsch, 500 g Einkauf	486	2034
	Hirschhornsalz	0	0
	Hirsch-Rahmsuppe, *Jensen's,* 1 Tasse	75	314
KB	Hirse, Korn	362	1515
KB	*Hirseflöckli, Migros*	306	1281
KB	Hirsemehl	380	1591
	Hirsesuppe, *Cenovis,* 1 Teller	61	255
	Hirtensalat, *Dr. Oetker,* 1 Packung	198	829
K	*Hit,* 1 Stück	74	310
F	Hobelkäse, Schweizer, 50%	488	2043
	Hochzeits-Suppe, *Erasco,* 1 Teller	128	536
K	Hörnchen, 1 Stück	140	586
K	Hörnchen, BM, *Kraft,* 1 Stück	143	599

Nw		kcal	kJ
	Hörnli mit Schinken u. Käse, Knorr, 1 Becher	330	1381
V	*Hohes C,* Orangensaft, 0,2 l	78	327
	Holländer *Scheibletten, Kraft,* 1 Stück	64	268
	Holländerspeise, Mandella, Dr. Oetker, 1 Portion	159	666
	Holländische Soße, *Lacroix,* 1 EL	30	122
	Holländische Soße, *Maggi,* 1 EL	14	59
V	Holler	46	193
	Holsteiner, herzhafte, Heine's	244	1021
	Holsteiner Leberpastete, Heine's	350	1465
	Holsteiner Suppeneintopf, Erasco, 1 Teller	200	837
MV	Holunderbeeren	46	193
MV	Holunderbeersaft, 0,2 l	76	318
K	Honig	305	1277
K	Honig, 1 TL	30	126
K	Honig, 1 EL	76	318
K	*Honig-Joghurt,* 3,5%, *»Kleine Mahlzeit«, Müller,* 175 g	205	858
	Honigmelone	52	218
	Hot Ketchup, 1 EL	35	146
E	Huchen	217	908
	Hühnchen in Curry-Reis, *Hipp-Diät,* 300 g	283	1197
	Hühnchen-Risotto, Parisienne, bionorm, 300 g	290	1214
	Hühner-Creme-Suppe, *Lacroix*	111	467
F	Hühnerfett	945	3956
	Hühnerfleisch *»Indische Art«, Weight Watchers* TK, 350 g	315	1318
	Hühnerfrikassee, *bionorm,* 300 g	260	1088
	Hühnerfrikassee, *Hipp Leicht-Menü,* 300 g	318	1350
	Hühnerfrikassee, *»Mein Leibgericht«, Iglo* TK, 225 g	236	998
	Hühner-Nudeltopf, *Erasco,* 1 Teller	280	1172
	Hühner-Reistopf, *Erasco,* 1 Teller	280	1172
	Hühnersuppe, klar, *Lacroix*	40	171
	Hühnersuppe, Klare, Instant, 1 Tasse	8	33
	Hühnersuppe, *Maggi* (Päckchen), 1 Teller	60	251
	Hühnersuppe mit Nudeln (Beutel), 1 Teller	55	230
	Hühner-Suppe mit Reis (Beutel), *Knorr,* 1 Teller	55	230
	Hülsenfrüchte, s. a. einzelne Sorten		
KB	Hülsenfrüchte i. D.	360	1507
	Hülsenfrüchte, geschält, gekocht i. D.	190	795
B	Hülsenfrüchte, ungeschält, gekocht i. D.	140	586
E	Hüttenkäse, 20%	105	440
	Hüttenschmaus, Pfanni, 250 g	295	1235
	Huhn, s. a. Hähnchen		
E	Huhn-, Brat-	144	603
E	Huhn, Brat-, 1000 g Einkauf	1066	4462
	Huhn, Suppen-	274	1147
	Huhn, Suppen-, 1000 g Einkauf	2000	8372
	Huhn in Reis und Erbsen, *Hipp-Diät,* 300 g	284	1201
	Humana-Heilnahrung, 0,1 l	60	251
E	Hummer, ½ Stück	150	628
	Hummercreme-Suppe, *Erasco,* 1 Teller	173	724
E	Hummerfleisch	89	373
	Hummerpastete, *Jensen's*	173	724
	Hummer-Suppe, *Jensen's,* 1 Tasse	75	314
	Hummersuppe, *Lacroix*	62	260
	Hustenbonbon, *Vademecum,* 1 Stück	9	38

Nw = Nährwerte: E = viel Eiweiß – bevorzugt essen F = viel Fett – vorsichtig essen
K = viele Kohlenhydrate – überlegt essen M = viele Mineralstoffe – bevorzugt essen
V = viele Vitamine – bevorzugt essen B = Ballaststoffe – gezielt essen

Nw		kcal	kJ

I

Nw		kcal	kJ
V	*Immerfrisch*, Gemüsesaft, *Rabenhorst*, 0,2 l	30	126
E	Indian, s. a. Pute	163	682
E	Indian, 1000 g Einkauf	1197	5011
K	Indianer-Krapfen, 1 Stück	240	1005
	Ingwer, frisch	63	264
	Ingwer in Sirup	340	1423
	Ingwersirup, 1 EL	55	230
K	Ingwerstäbchen	400	1674
K	Ingwertoffee	390	1632
	Innereien, s. einzelne Tierarten		
KB	*Instantflocken, Kölln*, 1 EL	40	167
	Instant *Kakao-Trunk* (mit Milch), *Rademann*, 0,2 l	62	260
	Instant *Kakao-Trunk* (mit Wasser), *Rademann*, 0,2 l	42	176
	Irish Whiskey, 40%, 4 cl	115	481
	Iso Energie (Dose), 250 ml	105	440
	Italian Dressing, *Kraft*, 1 EL	14	59
	Italienische Gemüsesuppe (Beutel), *Knorr*, 1 Teller	74	310

J

Nw		kcal	kJ
M	Jackfrucht	98	410
E	Jacobsmuschelfleisch	72	301
	Jägerklößchen *»Mein Leibgericht«*, *Iglo* TK, 225 g	308	1289
	Jägersoße, *Alevita*, 1 EL	8	33
	Jägersoße, FP, 1 EL	8	33
	Jägersuppe (Dose), *Maggi*, 1 Tasse	75	314
	Jagdwurst i. D.	366	1532
E	Jagdwurst, Diät-, *Nuxo*	191	800
E	Jagdwurst, *Wiltmann*	111	465
E	Jagdwurst, Geflügel-, *Gutfried*	150	628
KB	Jahrmarktsmandeln	446	1867
K	*Jamaica-Torte*, BM, *Kraft*, 1 Stück	250	1047
MV	Jambuse	56	234
MV	Japanische Pflaume	105	440
M	Japanische Mispel	48	201
	Japonais, Migros, 3 Stück	100	419
	Jet-Drink, Migros, 0,2 l	86	360
E	*Jocca*, 20%	100	419
E	*Jocca*, Frucht i. D.	120	502
	Joghurt, s. a. Produktnamen		
E	Joghurt, fettarm, 1,5%, 150 g	77	322
	Joghurt, fettarm, 1,5%, mit Frucht, 150 g	130	544
	Joghurt, fettarm, 1,5%, Bircher Müsli, 200 g	200	837
	Joghurt, Knusper-, 6%, *Müller*, 175 g	224	938
E	Joghurt, Magerstufe, 0,3%, 150 g	60	251
E	Joghurt, Magerstufe, mit Früchten, 150 g	100	419
E	Joghurt, natur, 1,2%, *Gervais*, 125 g	67	280
F	Joghurt, Sahne-, 10%, 150 g	180	753
	Joghurt, Sahne-, 10%, mit Frucht, 150 g	230	963
	Joghurt, Schlemmer-, *Müller*, 175 g i. D.	193	808
	Joghurt, Vollmilch, 3,5%, 150 g	105	440
	Joghurt, Vollmilch, 3,5%, mit Früchten, 150 g	150	628
	Joghurt-Creme-Torte, *Dr. Oetker* TK, 1 Stück, 100 g i. D.	185	774
	Joghurt-Salat-Creme, *Thomy*, 1 EL	75	314
KB	Joghurt-Weizendiät, *Ritters*, 40 g	160	670
VB	Johannisbeeren, rot	45	188
VB	Johannisbeeren, schwarz	63	264
VB	Johannisbeeren, weiß	38	159
K	Johannisbeergelee, 1 TL	26	109
K	Johannisbeerkonfitüre, 1 TL	25	105
	Johannisbeerlikör (Cassis), 2 cl	65	272
V	Johannisbeersaft, rot, 0,2 l	100	419
V	Johannisbeersaft, schwarz, 0,2 l	110	460

Nw		kcal	kJ
	Johannisbeersirup, schwarzer, *Vitaborn*, 1 EL	58	243
V	Johannisbeersüßmost, 0,2 l	120	502
	Johannisbeerwein, 0,25 l	175	733
	Joy, Frucht-Müsli-Schnitte, *Dr. Oetker*, 1 Stück	150	628

K

Nw		kcal	kJ
	Kaba, 1 TL	20	84
	Kaba (zubereitet), 0,25 l	257	1076
	Kaba-Fit (zubereitet), 0,25 l	264	1105
	Kaba Plus (zubereitet), 0,25 l	295	1235
E	Kabeljau	82	343
E	Kabeljau, 200 g Einkauf	90	377
E	Kabeljaufilet TK	82	343
VB	Kabis	25	105
	Käse, s. einzelne Sorten		
	Käse-Dessert-Torte, BM, *Kraft*, 1 Stück	192	804
	Käse-Fondue, *Gerber*, 1 Portion mit Brot	900	3767
K	Käsegebäck i. D.	560	2344
K	Käse-Kuchen, Altdeutscher, *Dr. Oetker* TK, 1 Stück	256	1072
K	Käsekuchen, BM, *Kraft*, 1 Stück	196	820
	Käsekuchen-Hilfe, Dr. Oetker, 1 Packung	208	871
	Käse-Schinken-Plätzli, Iglo TK, 1 Stück	93	389
	Kaffee	0	0
	Kaffeelikör i. D. 30%, 2 cl	85	356
	Kaffeemilch (Pulver), *Milli*, 1 TL	16	67
	Kaffeesahne, 10%, 1 TL	5	21
	Kaffeesahne, 10%, 1 EL	13	54
	Kaffeesahne, 15%, 1 EL	18	75
F	Kakao	471	1972
	Kakaotrunk (Magermilch), 0,25 l	150	628
V	Kaki	73	306
MV	Kaktusfeige, 1 Stück, 100 g	60	251
E	Kalbfleisch, Bauch, Flanke	138	578
E	Kalbfleisch, Bauch, Flanke, 1000 g Einkauf	1366	5718
E	Kalbfleisch, Brust	142	594
E	Kalbfleisch, Brust, 1000 g Einkauf	809	3386
E	Kalbfleisch, Bug, Schulter	118	494
E	Kalbfleisch, Bug, Schulter, 1000 g Einkauf	909	3805
E	Kalbfleisch, Filet	104	435
E	Kalbfleisch, Filet, 500 g Einkauf	504	2110
E	Kalbfleisch, Hals, Halsgrat	112	469
E	Kalbfleisch, Hals, Halsgrat, 1000 g Einkauf	840	3516
E	Kalbfleisch, Keule, Schlegel	107	448
E	Kalbfleisch, Keule, Schlegel, 1000 g Einkauf	827	3462
	Kalbfleischbällchen, *Hipp-Diät*, 300 g	282	1192
	Kalbfleisch in Weißwein, *Lacroix*	124	523
	Kalbfleischpfanne, *»Bistro«, Iglo* TK, 1 Packung	329	1377
	Kalbsbratwurst i. D.	287	1202
E	Kalbsbries	108	452
	Kalbsfond, *Lacroix*	16	67
E	Kalbshaxe	107	448
E	Kalbshaxe, 1000 g Einkauf	685	2867
E	Kalbsherz	122	511
	Kalbshirn	119	498
	Kalbskäse i. D.	338	1415
E	Kalbskopf	150	628
E	Kalbskotelett	122	511
E	Kalbskotelett, 1000 g Einkauf	952	3985
E	Kalbsleber	140	586

Nw = Nährwerte: E = viel Eiweiß – bevorzugt essen F = viel Fett – vorsichtig essen
K = viele Kohlenhydrate – überlegt essen M = viele Mineralstoffe – bevorzugt essen
V = viele Vitamine – bevorzugt essen B = Ballaststoffe – gezielt essen

K

Nw		kcal	kJ
	Kalbsleberpastete, *Jensen's*	328	1373
	Kalbsleber-Pâté	288	1213
F	Kalbsleberwurst i. D.	400	1674
	Kalbsleberwurst, *»Du darfst«*	260	1088
	Kalbsleberwurst, *Weight Watchers*	260	1088
	Kalbs-Leberwurst, *Wiltmann*	209	875
	Kalbslunge	98	410
	Kalbslyoner, Delikateß-, *»leicht & lecker«, Könecke*	192	804
E	Kalbsmilch	108	452
E	Kalbsmilz	109	456
	Kalbsniere	137	573
	Kalbsrahm-Suppe, *Lacroix*	62	261
E	Kalbsschnitzel	107	448
E	Kalbsschweser	108	452
E	Kalbssteak	107	448
	Kalbszunge	134	561
E	Kaldaunen, gekocht	97	406
	Kalte Ente, 0,2 l	180	753
	Kalterer See, 0,25 l	156	653
E	Kamtschatkakrabbe (TK oder Dose)	95	398
K	Kandierte Früchte	335	1402
K	Kandiszucker	387	1620
K	Kandiszucker, 1 TL	58	243
E	Kaninchen	167	699
E	Kaninchen, 1000 g Einkauf	1319	5521
E	Kapaun	144	603
	Kapern, 1 EL	3	13
MV	Kapstachelbeere	53	222
V	Karambola	35	147
V	Karamel-Bonbons, zuckerfrei, *Diedenhofen*, 75 g	270	1130
	Karamelköpfli (Flan caramel), *Migros*, 125 g	153	640
K	Karamellen	440	1842
K	Karamellen, 1 Stück	25	105
	Karamel-Riegel, *Fructusan*, 1 Stück	137	573
B	Karfiol	27	113
B	Karfiol, 500 g Einkauf	82	343
MV	Karotten	41	172
MV	Karotten, 1000 g Einkauf	308	1289
	Karotten (Glas)	30	126
V	Karottensaft, 0,1 l	28	117

Nw		kcal	kJ
V	Karottensalat, *Hengstenberg*	37	155
	Karottensalat, *Nadler*	142	594
V	Karottentrunk, *Gute Ernte, Granini*, 0,1 l	32	134
E	Karpfen	125	523
E	Karpfen, 1000 g Einkauf	710	2972
	Kartoffel-Auflauf mit Broccoli, *Pfanni* TK, 1 Packung	380	1591
	Kartoffel-Auflauf mit Hackfleisch, *Pfanni* TK, 1 Packung	340	1423
	Kartoffelbrei, s. a. Kartoffelpüree		
	Kartoffelbrei,herzhafter, *Knorr*, 1 Portion	110	460
	Kartoffelbrei, *Pfanni*, 200 g	180	753
K	Kartoffelchips	552	2310
K	Kartoffelchips, 1 Stück	10	42
	Kartoffel-Flocken-Püree, komplett, *Maggi*, 200 g	105	440
	Kartoffelklöße, gekochte, FP i. D.	100	419
	Kartoffelklöße, halb und halb, FP i. D.	95	398
	Kartoffelklöße, rohe, FP i. D.	95	398
	Kartoffelknödel im Kochbeutel, FP, 1 Stück i. D.	115	481
	Kartoffelkroketten, TK, zubereitet, 150 g	280	1172
	Kartoffelkroketten, FP, *Pfanni*, fritiert, 5 Stück	241	1009
	Kartoffelkroketten, FP, *Pfanni*, fritiert, 1 Stück	48	210
EV	Kartoffeln	72	301
EV	Kartoffeln, 1000 g Einkauf	576	2411
	Kartoffelpüree, *Pfanni*, 200 g	120	502
	Kartoffelpuffer aus Pulver, gebraten, 1 Stück i. D.	75	314
F	Kartoffelpuffer TK, gebraten, 1 Stück	185	774
	Kartoffelsalat, *Nadler*	214	896
	Kartoffelsalat, *Weight Watchers*	133	556
K	Kartoffelstärkemehl	353	1478

Nw		kcal	kJ
K	Kartoffelstärkemehl, 1 EL	53	222
K	Kartoffelstärkemehl, 1 TL	18	75
	Kartoffelstock, TK, *Migros*	134	561
	Kartoffelsuppe, *Pfanni*, 1 Teller	70	293
FE	Kaschkawal, 50%	346	1448
F	Kaschu-Nüsse, *Pittjes*, 1 Päckchen	298	1247
	Kasseler mit Sauerkraut, *Hipp-Diät*, 300 g	272	1150
	Kasseler Rippchen i. D.	260	1088
	Kastanie, s. Eßkastanie		
B	*Katenbrot, Kreuznacher, Studt*	230	963
KB	*Katenbrot, Kreuznacher, Studt*, 1 Scheibe, 40 g	92	385
	Katenrauchschinken	232	971
F	Katenrauchwurst i. D.	390	1632
F	Katenspeck	433	1812
E	Katfisch	96	402
E	Katfisch, geräuchert	135	565
E	Katfisch, geräuchert, 200 g Einkauf	218	913
K	*Katjes-Kinder*, 75 g	264	1105
K	*Katzenzungen*, 1 Stück	30	126
	Kaugummi, 1 Streifen	10	419
E	Kaviar, deutsch, 30 g	41	172
FE	Kaviar, russisch, 30 g	84	352
	Kaviarcreme, *Kühne*, 1 TL	23	96
V	Kefen	55	230
V	Kefen, 1000 g Einkauf i. D.	540	2260
E	Kefir, 1,5%, 500 g	245	1026
E	Kefir, 3,5%, 200 g	136	569
B	*Keimdiät*-Weizenkeime, *Dr. Grandel*, 1 EL, 10 g	33	138
F	Keimöl	927	3880
F	Keimöl, 1 EL	83	347
F	Keimöl, 1 TL	28	117
	Kekse, s. einzelne Sorten		
V	Kerbel	8	33
	Kerbelsuppe, FP, 1 Teller	70	293
F	Kernfett	920	3851
	Kernschinken, Westfälischer, *Herta*	222	929
FE	Ketakaviar, 30 g	84	352
E	Ketalachs	123	514
	Ketchup, s. a. einzelne Sorten		
	Ketchup	120	502
	Ketchup, 1 EL i. D.	30	126
	Ketchup, *natreen*, 1 EL i. D.	11	46
KB	Kichererbsen, getrocknet	368	1540
KB	Kidney-Beans (Dose)	118	494
E	Kieler Sprotten	260	1088
E	Kieler Sprotten, 1 Stück	26	109
V	*Kindergold, Vitaborn*, 0,2 l	124	519
K	*Kinderschokolade*	570	2386
E	King Crab (TK und Dose)	95	398
K	Kipfel, 1 Stück	140	586
K	Kipferl, *Bahlsen*, 1 Stück	36	151
	Kir Royal, 0,1 l	86	362
V	Kirschen, sauer	60	351
V	Kirschen, sauer, 500 g Einkauf	266	1113
	Kirschen, sauer (Dose)	70	293
MV	Kirschen, süß	67	280
MV	Kirschen, süß, 500 g Einkauf	300	1256
	Kirschen, süß (Dose)	80	335
K	Kirschkonfitüre, 1 TL	27	113
K	Kirschkuchen, Altdeutscher, *Dr. Oetker* TK, 1 Stück, 125 g	313	1310
V	Kirschsaft, 0,2 l	132	553
K	Kirschsirup, 1 EL	40	167
	Kirschwasser, 40%, 2 cl	67	280
E	Kitz	127	532
E	Kitz, 1000 g Einkauf	1001	4190
V	Kiwi	55	230
	Kiwi, 1 Stück, 80 g	40	167
V	Klare Hefebrühe, *Vitam*, 1 Teller	23	96
	Klarer Saft zum Braten, *Alevita*, 1 EL	7	29
	Klarer Schnaps, 32%, 2 cl	37	155

Nw = Nährwerte: E = viel Eiweiß – bevorzugt essen F = viel Fett – vorsichtig essen K = viele Kohlenhydrate – überlegt essen M = viele Mineralstoffe – bevorzugt essen V = viele Vitamine – bevorzugt essen B = Ballaststoffe – gezielt essen

K

Nw		kcal	kJ
	Klarer Schnaps, 38%, 2 cl	44	184
KB	Kleiebrot, *Bösen*	210	879
BK	Kleie-Keks, *Schneekoppe*	414	1733
KB	Kleie-Müsli, *Kellogg's*, 40 g	128	539
KB	*Kleie-Snacks, Drei Pauly*	374	1566
K	Kleingebäck, gemischt i. D.	510	2135
KB	Kletzen	294	1231
	Klippfisch	203	850
	Klöße, s. Kartoffelklöße		
E	Kluftsteak	205	858
KB	*Knabbermüsli-Keks, Drei Pauly*	430	1800
F	Knackwurst i. D.	373	1561
	Knäckebrot, s. a. einzelne Sorten		
KB	Knäckebrot, 1 Scheibe, 10 g i. D.	38	159
KB	*Knäcke-Müsli* »Früchte«, *Wasa*, 40 g	142	594
KB	*Knäcke-Müsli* »Knusper«, *Wasa*, 40 g	164	687
KB	*Knäcke-Müsli* »Vollkorn«, *Wasa*, 40 g	157	657
KB	Knisterbrot, 1 Scheibe, 10 g	40	167
KB	Knisterbrot, natriumarm, *Drei Pauly*, 1 Stück	12	52
	Knoblauch, 1 Zehe	3	13
	Knoblauchsoße mit Joghurt, *Unox*, 1 EL	87	364
	Knochen (auskochbare)	60	251
F	Knochenmark, 2 Scheiben, 25 g	180	756
F	Knochenschinken	395	1653
	Knödel, s. a. Kartoffelknödel		
	Knödel, Bauern-, Kochbeutel, *Knorr*, 1 Stück	135	565
	Knödel, Böhmische, *Pfanni*, 115 g	260	1088
	Knödel, echt bayerische, *Pfanni*, 1 Stück, 90 g	93	389
	Knödel, halb und halb, FP, 1 Stück, 90 g i. D.	95	398
K	Knödel, Semmel-, im Kochbeutel, *Knorr*, 1 Stück	138	578
K	Knödel, Semmel-, im Kochbeutel, *Maggi, Pfanni*, 1 Stück	120	502
K	Knödel, Semmel-, selbstgemacht, 1 Stück	165	691
	Knödel, Speck-, im Kochbeutel, *Pfanni*, 1 Stück	140	586
KB	Knödelbrot, 500 g	1400	5860
	Knorrfix für Chinaspezialitäten, *Knorr*, 1 Beutel	134	561
	Knorrfix für Spaghetti Bolognese, *Knorr*, 1 Beutel	180	753
	Knorrfix für Spaghetti Napoli, *Knorr*, 1 Beutel	175	733
	Knorrox Fleischsuppe, 1 Teller	15	63
KB	*Knusperflocken*, Schoko, *Knorr*, 40 g	164	687
KB	*Knusperleicht, Wasa*, 1 Scheibe	27	113
B	*Knusper-Riegel, Fructusan*, 1 Stück	152	636
E	Kochkäse, 20%	200	837
E	Kochkäse, Magerstufe, 10%	133	557
V	Kochsalat	21	88
	Kochschinken	216	904
K	Kochschokolade	550	2302
F	Kochwurst i. D.	322	1348
E	Köhler (Seelachs)	88	368
	Königsberger Klopse, TK, 225 g	360	1507
	Königsberger Klopse, *Hipp-Diät*, 300 g	257	1087
FK	Königsberger Marzipan, 1 Stück, 10 g	45	188
VB	Kohl (Wirsing)	30	126
VB	Kohl (Wirsing), 1000 g Einkauf	216	904
MV	Kohlrabi	31	130
MV	Kohlrabi, 500 g Einkauf	106	444
	Kohlrouladen, *Sonnen* (Dose)	334	1398
	Kohlrüben	46	192
	Kohlrüben, 1000 g Einkauf	381	1595
VB	Kohlsprossen	52	218

Nw		kcal	kJ
VB	Kohlsprossen, 500 g Einkauf	210	879
F	Kokosfett	925	3872
F	Kokosfett, 1 EL	138	578
FB	Kokosflocken	556	2327
FK	Kokosflockenkonfekt, 1 Stück	70	293
	Kokosmilch, 0,2 l	44	184
FB	Kokosnuß	399	1670
FB	Kokosraspeln	556	2327
F	Kokos-Zwieback, *Brandt*	431	1830
KB	Kommißbrot	256	1071
KB	Kommißbrot, 1 Scheibe, 40 g	103	431
	Kondensmilch, 4%	110	460
	Kondensmilch, 4%, 1 TL	6	25
	Kondensmilch, 7,5%	137	573
	Kondensmilch, 7,5%, 1 TL	7	29
	Kondensmilch, 10%	181	758
	Kondensmilch, 10%, 1 TL	8	33
	Kondensmilch, 10%, 1 Tassenpackung, 7,5 g	13	54
	Kondensmilch, 12%, 1 TL	9	38
	Kondensmilch, 15%	177	741
	Kondensmilch, 15%, 1 TL	10	42
K	Kondensmilch, gezuckert	333	1394
K	Kondensmilch, gezuckert, 1 TL	17	71
K	Kondensmilch, *Milchmädchen*, 1 EL	65	272
	Konfekt, s. einzelne Sorten, a. Diät-Pralinen		
	Konfitüren, s. a. einzelne Sorten		
	Konfitüren, *»Du darfst«*, 1 TL	15	63
	Konfitüren, *Fructusan*, 1 TL	22	92
K	Konfitüren, *Schwartau*, 1 TL	27	113
	Konfitüren, Diät-, *Schwartau*, 1 TL	19	80

Nw		kcal	kJ
	Konfitüren, *Sionon*, 1 TL	22	92
	Konfitüren, *Weight Watchers*	12	49
V	Kopfsalat	16	67
E	Korbkäse, 10%	192	804
KB	Korinthen	325	1360
KB	Korinthen, 1 EL	26	109
	Korn, 32%, 2 cl	38	159
KB	Kornmehl (Roggenmehl)	363	1519
K	*Korn-Rings, XOX*	459	1921
K	*Korn-Tips, XOX*	449	1880
E	Krabben, ausgelöst	96	402
E	Krabben, 500 g Einkauf	221	925
	Krabben, garniert, in Gelee, *Nadler*	103	431
	Krabbensalat, *Nadler*	378	1582
F	Krabbensalat mit Mayonnaise i. D.	300	1256
	Krabbensuppe, *Lacroix*	72	303
	Kräcker, 1 Stück	8	33
	Kräuter, ab 1 EL	1	4
	Kräuter Provençale, *Iglo* TK, 25 g	12	50
F	Kräuterbutter, *Kleeblatt*, 20 g	160	670
F	Kräuter-Crème-fraîche, 28%, *Dr. Oetker*, 125 g	360	1506
F	Kräuter-Crème-fraîche, 28%, *Dr. Oetker*, 1 EL	72	301
	Kräutercreme-Suppe, *Lacroix*	59	247
	Kräutercreme-Suppe mit Champignons, *Knorr*, 1 Beutel	355	1486
F	*Kräuter-Dorahm*, 60%, 62,5 g	225	942
F	Kräuterleberpastete	450	1883
	Kräuterleberpastete, *Wiltmann*	121	506
	Kräuter-Leberwurst, kalo-arm, *Rademann*	207	867
	Kräuterleberwurst, *Wiltmann*	209	875
	Kräuterlikör, i. D., 35%, 2 cl	60	251
	Kräuter-Pastete, Vegetabile, *Tartex*, 25 g	58	243

Nw = Nährwerte: E = viel Eiweiß – bevorzugt essen F = viel Fett – vorsichtig essen
K = viele Kohlenhydrate – überlegt essen M = viele Mineralstoffe – bevorzugt essen
V = viele Vitamine – bevorzugt essen B = Ballaststoffe – gezielt essen

Nw		kcal	kJ
E	Kräuterquark, 0,2%, *Heirler*, 1 Packung, 125 g	90	377
	Kräutersalz, *Frema*, 1 TL, 5 g	4	17
E	Kräuter-Schmelzkäse, 30%, 62,5 g	144	603
	Kräuter-Soße, *Maggi*, 1 EL	8	33
	Kräutertee	0	0
F	Krakauer i. D.	300	1256
	Krakauer, Geflügel-, *Gutfried*	245	1026
E	Krammetsvögel	111	465
K	Krapfen, 1 Stück	210	879
V	Kraut	25	105
V	Kraut, 1000 g Einkauf	193	808
E	Krebse, ausgelöst	71	297
E	Krebse, 500 g Einkauf	82	343
E	Krebse, 1 Stück i. D.	30	126
E	Krebsfleisch (Dose)	95	398
	Kren	76	318
	Kren, 200 g Einkauf	79	331
	Kren, gerieben, 1 TL	4	17
K	Kreppel, 1 Stück	210	879
MV	Kresse	46	193
MV	Kresse, 1 Kästchen, 25 g	11	46
	Krimsekt, halbtrocken, 0,1 l	83	347
	Krimsekt, süß, 0,1 l	95	398
K	Krokant	660	2763
	Kroketten, *Pfanni*, fritiert, 1 Portion	241	1009
	Kroketten, *Pfanni*, fritiert, 1 Stück	48	210
MV	Kronsbeeren	46	193
	Kronsild mit Aufguß, *Nadler*	152	636
F	Kuchenglasur, *Schwartau*	613	2566
	Ku Lao You, *Lacroix*	112	471
	Kümmellikör, 35%, 2 cl	60	251
	Kümmelschnaps, 32%, 2 cl	40	167
K	Kümmelstangen, 1 Stück	140	586
	Kürbis	27	113
	Kürbis, 500 g Einkauf	95	398
	Kürbis, süß-sauer	90	377
EF	Kürbiskerne, geröstet	588	2461
F	Kürbiskern-Öl	925	3872
F	Kürbiskern-Öl, 1 EL	83	347
	Kukuruzkolben	40	167
	Kullerpfirsich, 0,2 l	250	1047

Nw		kcal	kJ
M	Kulturheidelbeeren	57	239
MV	Kumquat	54	226
MV	Kumquat, 1 Stück, 10 g	5	21
K	Kumquat in Sirup	175	733
K	Kunsthonig	310	1298
K	Kunsthonig, 1 TL	31	130
KB	*Kur-Müsli, Müller*, 175 g	224	938
E	Kutteln, gekocht	97	406
FK	Kuvertüre	560	2344

L

Nw		kcal	kJ
E	Lachs	217	908
E	Lachs, 200 g Einkauf	278	1164
F	Lachs in Öl	289	1210
F	Lachs, geräuchert	195	816
	Lachs-Creme, *Lacroix*	285	1201
	Lachsersatz (Seelachs) in Öl	150	628
	Lachspastete, *Jensen's*	209	875
E	Lachsschinken	140	586
B	*Lactokleie, Kreuznacher, Studt*	170	712
K	Lakritze	320	1340
	Lamm-Consommé, *Lacroix*	19	21
	Lamm-Navarin, *Lacroix*	126	532
E	Lammfilet	122	511
	Lammfleisch, Brust	404	1691
	Lammfleisch, Brust, 1000 g Einkauf i. D.	3500	14651
	Lammfleisch, Bug, Schulter	306	1281
	Lammfleisch, Bug, Schulter, 1000 g Einkauf	2600	10883
	Lammfleisch, Keule, Schlegel	250	1047
	Lammfleisch, Keule, Schlegel, 1000 g Einkauf	2080	8707
	Lammfleisch, Lende	208	871
	Lammfleisch, Lende, 1000 g Einkauf	1800	7535
	Lammfleisch, Nacken, Hals	320	1340
	Lammfleisch, Nacken, Hals, 1000 g Einkauf	2685	11239
E	Lammherz	169	707
	Lammhirn	134	561
	Lammkotelett mit Fett	370	1549
	Lammkotelett ohne Fett	253	1059
E	Lammleber	131	548

Nw		kcal	kJ
	Lammlunge	103	431
	Lamm-Milz	117	490
	Lammnieren	101	423
	Lammragout mit grünen Bohnen, *Schneekoppe*	97	406
E	Lammschnitzel	142	594
	Lammzunge	200	837
	La Linea, Schlank-Diät, *Bauer*, Tagesration	1000	4186
F	Landjäger, 1 Stück i. D.	281	1169
	Landleberwurst, *»Du darfst«*	260	1088
	Landrauchwürstchen, *Redlefsen*	268	1122
E	Langostinos	82	343
E	Langostinos, 1 Schwanz, 15 g	12	50
	Lasagne, *Lacroix*	108	457
KF	Lasagne al forno, *Dr. Oetker* TK, 1 Packung	520	2177
K	Lasagne Bolognese, *Eismann* TK, 400 g	511	2139
	Lasagne Primavera, *McCain* TK, 400 g	437	1829
V	Lauch, grün	27	113
	Lauch, weiß	36	150
V	Lauch, 500 g Einkauf	110	460
	Lauchcremesuppe, *Alevita*, 1 Teller	120	502
K	Laugengebäck	278	1164
	»La vache qui rit«, 25%, 20,8 g	32	134
	Leber provençale-Pâté, *Lacroix*	349	1475
F	Leberkäs	271	1134
F	Leberkäs, *Herta*	324	1356
F	Leberkäs, Stuttgarter	368	1540
	Leberkäs, Truthahn-	207	866
	Leberknödel, TK, 1 Stück, i. D. 75 g	160	670
	Leberknödel-Suppe, *Lacroix*	47	197
F	Leberpastete	334	1398
	Leberpastete, Luxus-, *Jensen's*	347	1453
F	Leberpreßsack i. D.	375	1569
	Leberspätzle, TK	135	565
	Leberspätzle-Suppe, *Lacroix*	37	156
F	Lebertran	948	3968
F	Lebertran, 1 EL	89	373
	Leberwurst, Diät-, *Nuxo*	238	996
F	Leberwurst, fein	365	1528
F	Leberwurst, fett	449	1880
	Leberwurst, Geflügel-, fein + grob, *Gutfried*	300	1256
	Leberwurst, grob	296	1239
F	Leberwurst, Kalbs-	400	1674
K	Lebkuchen i. D.	380	1591
V	Lecithin, *Schneekoppe*, 1 EL	78	327
F	*Le Cremot, Kraft*, 40%	160	670
F	*Leerdammer, Baars*, 45%	370	1554
	Leichtbier, 0,5 l i. D.	135	565
KB	*Leicht & Cross*, Knusperbrot, 1 Scheibe	27	113
F	*Leichte Wertkost*	360	1560
F	*Leichte Wertkost*, 1 TL	18	75
F	Leinöl	925	3872
F	Leinöl, 1 EL	93	389
FB	Leinsamen	421	1762
FB	Leinsamen, 1 EL	64	268
KB	Leinsamenbrot	275	1151
KB	Leinsamenbrot, 1 Scheibe, 40 g	110	460
KB	Leinsamenkeks	451	1888
FB	Leinsamenschrot, 1 EL	64	268
FB	Leinsamenschrot, 1 TL	21	88
	Le Kir, 0,2 l	136	569
E	Lengfisch	89	373
E	Lengfisch, 200 g Einkauf	120	502
	Lido nature	117	490
	Likör, s. a. einzelne Sorten		
	Likör, 2 cl i. D.	65	272
K	*»Lila Pause«, Suchard*, 1 Riegel, 40 g i. D.	220	921
EB	Limabohnen (Dose)	138	578
E	Limande	85	356
E	Limande, 200 g Einkauf	86	360
E	Limburger Käse, 20%	195	816
	Limburger Käse, 40%	281	1176
MV	Limequat	26	109
V	Limette, 1 Stück, 60 g	20	84
V	Limettensaft, 1 EL	4	17
V	Limettensaft, 1 TL	1	4
	Limonade, kalorienarm, 0,33 l i. D.	30	126

Nw = Nährwerte: E = viel Eiweiß – bevorzugt essen F = viel Fett – vorsichtig essen
K = viele Kohlenhydrate – überlegt essen M = viele Mineralstoffe – bevorzugt essen
V = viele Vitamine – bevorzugt essen B = Ballaststoffe – gezielt essen

Nw		kcal	kJ
	Limonade mit Süßstoff	0	0
	Limonade mit Zucker, 0,33 l i. D.	160	670
V	Limone, 1 Stück, 60 g	20	84
F	*Lindenberger*, 45%, *Kraft*	380	1591
F	*Lindenberger Scheibletten*, 45%, *Kraft*, 1 Stück, 20 g	64	268
	Linde's Malzkaffee, 1 Tasse	3	13
KB	Linsen	354	1482
	Linsen-Eintopf mit Speck, *Knorr*, 1 Teller, 0,25 l	228	954
	Linsengericht mit Rauchfleisch, *Hipp-Diät*, 300 g	268	1133
	Linsensuppe, *Knorr »Wertvoll«*, 1 Teller	165	691
	Linsen-Topf, *Lacroix*	424	1775
	Linsen-Topf, *Sonnen*, 425 g	374	1566
	Liptauer Käse	215	900
MV	Litschi (Lychee)	71	297
MV	Litschi, 1 Stück, 30 g	20	84
	Litschi in Sirup	130	544
F	*Livio*-Öl	835	3495
F	*Livio*-Öl, 1 EL	75	314
	Löffelbiskuit, 1 Stück	15	63
	Löskaffee	0	0
	Löwenbräu, alkoholfrei, 0,5 l	130	544
V	Löwenzahn	47	197
	Longane	61	255
F	Longhorn Chester, 50%, *Kraft*	400	1674
V	Loquat	95	398
V	Loquat, 1 Stück, 25 g	25	105
E	Lotte (Seeteufel)	72	301
E	Lotte, 200 g Einkauf	104	435
	Luncheon Meat	313	1310
V	Lunja	37	155
F	Lyoner i. D.	329	1377
	Lyoner, Diät-, *Nuxo*	206	862
	Lyoner, Truthahn-, *Gutfried*	240	1005

M

Nw		kcal	kJ
	Madeira, 5 cl	59	247
	Märzenbier, 0,5 cl	255	1067
	Magenbitter, 2 cl	85	356
	Magermilch, 0,25 cl	88	368
E	Magermilch aus Pulver, *Glücksklee*, 0,25 l	88	368
E	Magermilchjoghurt, 0,3%, 150 g	60	251
E	Magermilchjoghurt mit Früchten, 0,3%, 150 g	100	419
E	Magermilchpulver, *Glücksklee*	368	1540
E	Magerquark	78	327
	Maggi-Würze, 1 Würz-Dosis	0	0
E	Mainzer Käse, 10%	138	578
KB	Mais, ganzes Korn	333	1394
B	Maisgrieß	339	1419
F	Maiskeimöl	930	3893
F	Maiskeimöl, 1 EL	84	352
	Maiskölbchen, *Hengstenberg*	32	134
	Maiskörner (Dose)	107	448
	Maiskolben	40	167
K	Maismehl	333	1394
K	Maisstärke	346	1498
K	Maisstärke, 1 EL	52	218
K	Maisstärke, 1 TL	18	75
	Mais-Waffelbrot, Drei Pauly	391	1637
K	*Maizena*	350	1465
K	*Maizena*, 1 EL	54	226
K	*Maizena*, 1 TL	18	75
	Majala, Erfrischungsspeise, 1 Portion	180	753
	Majala, Dessertgenuß (mit Wasser), 1 Portion	95	398
	Majala, Dessertgenuß (mit Milch und Ei), 1 Portion	137	573
	Majala, Traumcreme, 1 Portion i. D.	134	561
	Makkaroni, *Lacroix*	133	563
KB	Makkaroni, roh (= 340 g gekocht)	390	1633
KB	Makkaroni, gekocht (= 30 g roh)	115	480
E	Makrele	195	816
E	Makrele, 300 g Einkauf	360	1507
	Makrele, geräuchert	238	996
	Makrele, geräuchert, 300 g Einkauf	493	2064
K	Makronen	500	2093
K	Makrone, 1 Stück	60	251
K	Makronen, BM, *Kraft*, 1 Stück	40	167
	Malaga, 5 cl	80	335

Nw		kcal	kJ
FE	Malossolkaviar, frisch	279	1168
	Malteserkreuz Aquavit, 43%, 2 cl	39	163
	Malzbier, 0,33 l	185	774
	Malzkaffee, 1 Tasse	6	25
V	Mandarine	48	201
V	Mandarine, 500 g Einkauf	156	653
V	Mandarine, 1 Stück, 40 g	13	54
	Mandarine-Likör, *Marie Brizard*, 30%, 2 cl	55	230
V	Mandarinensaft 0,2 l	86	360
	Mandarinorangen (Dose)	100	419
FK	Mandel-Creme-Schnitten, BM, *Dr. Oetker*, 1 Stück, 100 g	337	1411
	Mandella-Pudding, *Dr. Oetker*, 1 Portion i. D.	175	733
F	Mandelmus	670	2805
FB	Mandeln	651	2725
FB	Mandeln, 8 Stück	65	272
KB	Mandeln, gebrannte	446	1867
	Mandelsplitter, 1 TL	33	138
K	Mandelsplitterkonfekt, 1 Stück	60	251
V	Mango	69	289
V	Mango, 1 Stück, 250 g	160	670
	Mango Chutney, *Lacroix*, 1 EL	44	182
	Mango-Chutney, 1 EL	50	209
V	Mango, *Vollfrucht, Donath*, 1 EL	9	38
	Mangosoße, *Kraft*, 1 EL	32	134
V	Mangold	23	96
V	Mangold, 500 g Einkauf	93	389
	Manhattan, 6 cl	145	607
K	Maple Syrup, 1 EL	50	209
V	Maracuja-Aprikosen-Saft, *Granini*, 0,1 l	49	205
V	Maracuja-Nektar, *Donath*, 0,1 l	22	92
F	Margarine	753	3152
F	Margarine, 1 EL	113	473
F	Margarine, 1 TL	38	159
	Margarine, halbfett	373	1561
	Margarine, halbfett, 1 TL	19	80
MV	Marillen	54	226
MV	Marillen, 1 Stück, 50 g	25	105
MV	Marillen, 500 g Einkauf	245	1026

Nw		kcal	kJ
B	Marillen, getrocknet	305	1277
B	Marillen, getrocknet, ½ Früchte	52	218
	Marillen (Dose)	93	389
K	Marillenmarmelade, 1 TL	26	109
	Marillenschnaps, 2 cl	65	272
	Markklößchen, *Eismann* TK	388	1624
	Markklößchen-Suppe, Feinschmecker, *Knorr*, 1 Teller	95	398
	Markklößchen-Suppe, *Lacroix*	88	369
	Marmelade, s. einzelne Sorten, a. Konfitüre		
	Marmelade, 1 TL i. D.	26	109
K	*Marmor-Kuchen, Comtess-, Bahlsen*	435	1820
K	Marmor-Kuchen, BM, *Kraft*, 1 Stück	230	963
KB	Maronen	211	883
KB	Maronen, 8 Stück, 45 g	95	398
	Maronipüree, TK, *Migros*	206	862
K	*Mars*, 1 Riegel, 62,5 g	279	1168
	Marsala, 5 cl	56	234
K	*Marshmallows*, 1 Stück	24	100
	Martini-Cocktail, 6 cl	150	630
KF	Marzipan	494	2068
	Marzipan, Diät-, *Holex*	495	2072
KF	Marzipankartoffel, 1 Stück, 5 g	25	105
FK	Marzipan-Rohmasse, 250 g	1160	4856
F	Mascarpone, 70%	450	1884
F	Matjesfilet, 1 Stück, 80 g	230	963
	Matjes-Salat, *Nadler*	198	829
V	Maulbeeren	48	201
	Maultasche, Schwäbische, 1 Stück, 55 g	125	523
	Maultaschen-Suppe, *Erasco*, 1 Teller	163	682
	Maultäschle-Suppe, *Lacroix*	70	297
	Mayonnaise, 20–25%	320	1340
	Mayonnaise, 20–25%, 1 EL	80	335
F	Mayonnaise, 50%	502	2101
F	Mayonnaise, 50%, 1 EL	150	628

Nw = Nährwerte: E = viel Eiweiß – bevorzugt essen F = viel Fett – vorsichtig essen
K = viele Kohlenhydrate überlegt essen M = viele Mineralstoffe – bevorzugt essen
V = viele Vitamine – bevorzugt essen B = Ballaststoffe – gezielt essen

Nw		kcal	kJ
F	Mayonnaise, 80%	774	3240
F	Mayonnaise, 80%, 1 EL	232	971
	Mayonnaise, »extra leicht«, *Thomy*	180	753
	Mayonnaise, »extra leicht«, *Thomy*, 1 EL	54	226
F	*Mazola*-Keimöl	885	3705
F	*Mazola*-Keimöl, 1 EL	80	335
	M-Dessert, Migros, 180 g	249	1042
	M-Drink, Migros, 0,2 l	114	477
F	Meeraal	220	921
	Meerrettich	74	310
	Meerrettich, 200 g Einkauf	78	327
	Meerrettich, gerieben, 1 TL	4	17
	Meerrettich-Crème-fraîche, 27%, *Dr. Oetker*, 125 g	346	1448
	Meerrettich-Crème-fraîche, 27%, *Dr. Oetker*, 1 EL	69	289
	Meerrettichsahne, 1 EL	40	167
	Meerrettich-Soße, *Lacroix*, 1 EL	40	168
	Meerrettich-Sauce, *Thomy*, 1 EL	50	209
	Meerrettich-Spread, *Vitam*, 1 EL	26	109
	Meersalz	0	0
	Mehl, s. a. einzelne Sorten		
K	Mehl, Type 405	368	1540
K	Mehl, Type 405, 1 EL	74	310
K	Mehl, Type 405, 1 TL	18	75
K	Meilener Rollen, *Migros*	528	2210
	Mein Lieblingsdessert, chambourcy, 125 g	150	628
	Melone, s. einzelne Sorten		
	Melonencocktail, *Nadler*	221	925
K	*Messino, Bahlsen*, 1 Stück	54	226
	Mett	360	1507
F	Mettwurst i. D.	483	2022
	Mexikanische Gulaschsuppe, *Lacroix*	77	321
	Mexikanischer Bohneneintopf, *Erasco*, 1 Teller	245	1026
E	Miesmuscheln	72	301
E	Miesmuscheln, 1000 g Einkauf	130	544
K	*Mikado, De Beukelaer*, 5 Stäbchen	43	180

Nw		kcal	kJ
	Milch, s. a. einzelne Sorten		
	Milch, fettarm, 1,5%, 0,25 l	120	502
	Milch, Mager-, 0,25 l	88	368
	Milch, Voll-, 3,5%, 0,25 l	165	691
	Milchgetränk Erdbeer, *Weight Watchers*	108	451
	Milchgetränk Kakao, *Weight Watchers*	111	464
	Milchgetränk Vanille, *Weight Watchers*	106	444
F	Milchhalbfett	393	1645
	Milchkakao, 1 Tasse	195	816
	Milchlinge mit Sauce, *Nadler*	141	590
K	*Milchmädchen*, gezuckerte Kondensmilch, 1 EL	65	272
K	*Milchmädchen*, gezuckerte Kondensmilch, 1 TL	17	71
	Milchreis, *»Du darfst«*, 250 g	163	682
K	Milchreis, *Müller*, 200 g i. D.	236	988
	Milchreis, *Müller, Leichtkost*, 150 g i. D.	106	444
K	Milchreis, *Sonntagsreis, Elite*, 250 g	300	1256
K	*Milchschnitte*, 1 Stück	150	628
K	Milchschokolade i. D.	563	2357
	Milch-Shake, *Ehrmann*, 200 g	182	762
	Milchspeiseeis, 1 Kugel, 75 g	120	502
V	*Mildessa*, Weinkraut (Dose)	9	38
E	Milken	108	452
K	*Milky Way*, 1 Riegel, 30 g	137	574
	Milli, Kaffeemilch in Pulverform, 1 TL	25	105
	Minarine Sobluma, Minical	363	1520
	Mineralwasser	0	0
	Minestrone, *Migros*, 1 Teller	79	331
E	*Minoform*, Magermilchpulver, *Nestlé*, 0,25 l	90	377
	Minuto, Eintöpfe, *Birkel*, 1 Becher i. D.	135	565
	Minuto, Kartoffeltöpfe, *Birkel*, 1 Becher i. D.	160	670
	Minuto, Menüs, *Birkel*, 1 Becher i. D.	247	1034

Nw		kcal	kJ
	Minuto, Nudel-Suppen-Mahlzeiten, *Birkel*, 1 Becher i. D.	215	900
MV	Mirabelle, 1 Stück, 10 g	6	25
MV	Mirabellen	67	280
MV	Mirabellen, 500 g Einkauf	315	1319
F	*Miracel Whip*	450	1884
F	*Miracel Whip*, 1 EL	90	377
F	*Miracel Whip*, 1 TL	45	188
	Miracoli, Kraft, 1 Portion	550	2302
KB	Mischbrot	261	1093
KB	Mischbrot, 1 Scheibe, 40 g	104	437
V	Mispel (Loquat)	95	398
V	Mispel, 1 Stück, 25 g	25	105
	Mixed Pickles, *Hengstenberg*	22	92
KB	*Mjölk-Bröd, Wasa*, 1 Scheibe	29	121
K	*M & M's Milchschokolade*, 50 g	243	1016
K	*M & M's Milchschokolade + Erdnüsse*, 50 g	260	1086
	Modifast, Übergewichtsdiät, 1 Beutel	148	620
F	Mohn	536	2244
MV	Möhren	41	172
MV	Möhren, 1000 g Einkauf	308	1289
V	Möhreneintopf mit Rindfleisch-Klößchen, *Dr. Oetker* TK, 225 g	191	800
	Mohrenkopf, 1 Stück	70	293
V	Möhrensaft, 0,1 l	28	117
	Möhrentopf, Feiner, *Rademann*	78	327
K	Mokkabohnen	530	2219
K	Mokkabohnen, 6 Stück	50	209
	Mokka-Flip, 1 Portion	120	502
	Molat	472	1976
	Molke, 0,25 l	60	251
	Molke, Frucht-, *Heirler*, 0,25 l	138	578
	Molke, Fruchttrunk, *natreen*, 0,25 l	60	251
	Molke-Getränk-Granulat, *Dr. Ritters*, 1 EL	37	155
	Molkenpulver, 1 EL	35	147
K	*Mon Chérie*, 1 Stück	46	193
K	*Mondamin*	350	1465

Nw		kcal	kJ
K	*Mondamin*, 1 TL	18	75
K	*Mondamin, Fix-Soßenbinder*, 1 TL	18	75
K	*Mondamin*, Mehlschwitze, 1 TL	30	126
V	Moosbeeren	48	201
V	Moosbeeren, 500 g Einkauf	221	925
	Morcheln	31	130
	Morcheln, 500 g Einkauf	125	523
	Morcheln, getrocknet	143	599
	Morchelsoße, *Knorr*, 1 EL	15	63
F	Mortadella i. D.	367	1536
	Mortadella, *Weight Watchers*	201	841
E	Mortadella, *Wiltmann*	107	454
	Mortadella, Diät-, *Nuxo*	200	837
	Mortadella, Geflügel-, *Gutfried*	240	1005
	Mortadella, kalo-arm, *Rademann*	191	800
	Mousse au Chocolat, *Dr. Oetker*, 100 g	193	809
	Mousse au chocolat, *Schöller*	262	1097
	Mousse aux noisettes, *Schöller*	238	996
	Mousse Chocolat, *Migros*, 75 g	123	515
	Mousse, feine Bourbon-Vanille-, *Dr. Oetker*, 100 g	172	720
	Moutard-Soße, *Lacroix*, 1 EL	36	152
	Mozartkugel, 1 Stück	100	419
E	Mozzarella	207	867
	M-Queen-Cocktail, Migros, 0,1 l	60	251
	Mr. Ho's Schweinefleisch, Weight Watchers TK, 350 g	259	1084
	M-Steaky, Migros	277	1159
	Müllermilch, Frucht, 0,25 l i. D.	210	879
	Müllermilch »leicht«, Diät, 0,25 l	128	536
	Münsterkäse, 45%	304	1276
F	Münsterkäse, 50%	335	1402
	Mürbekeks, *Schneekoppe*	437	1829

Nw = Nährwerte: E = viel Eiweiß – bevorzugt essen F = viel Fett – vorsichtig essen
K = viele Kohlenhydrate – überlegt essen M = viele Mineralstoffe – bevorzugt essen
V = viele Vitamine – bevorzugt essen B = Ballaststoffe – gezielt essen

Nw		kcal	kJ
KB	Müsli, FP, trocken, 40 g i. D.	160	670
KB	Müsli, Früchte-, FP, trocken, 40 g i. D.	195	816
B	Müslikeks, *Schneekoppe*	462	1934
KB	*Müsli-Riegel, Dr. Oetker*, 1 Riegel, 25 g i. D.	120	502
KB	*Müslix, Kellogg's*, 1 Riegel, 25 g	76	318
	Mulligatawny, *Lacroix*	54	228
V	Multivitamin-Bonbons, zuckerfrei, *Diedenhofen*, 75 g	273	1143
V	Multi-Vitamin-Brause-Tabletten, 1 Tablette	8	33
V	Multi-Vitamin-Diät-Nektar, *Hipp*	22	95
V	Multi-Vitamin-Fruchtnektar, *Wertkost*, 0,1 l	33	138
V	Multi-Vitamin-Gemüsetrunk, *Wertkost*, 0,1 l	12	50
V	Multi-Vitamin-Mehrfrucht-Nektar *»light«, Weight Watchers*	28	119
KB	Mungobohnenkerne	329	1377
E	Muschelfleisch	72	301
E	Muscheln, 1000 g Einkauf	130	544
E	Muscheln, natur (Dose)	72	301
	Muschel-Suppe, *Erasco*, 1 Teller	200	837
	Muschelsuppe, *Lacroix*	45	189
	Muskateller, 5 cl i. D.	80	335
	Mustard-Sauce, *Kraft*, 1 EL	62	260

N

Nw		kcal	kJ
K	Nährbier, 0,33 l	185	774
V	Nährhefe, salzlos, 1 EL	29	121
V	Nashi	53	222
	Nasi-Goreng, *Dr. Oetker* TK, 225 g	405	1695
	Natreen-Dessert zum Kochen, 1 Portion i. D.	85	356
	Natreen-Diätsüße	0	0
	Negerkuß, 1 Stück	70	293
V	Nektarine	46	193
V	Nektarine, 1 Stück, 125 g	53	222
V	Nektarine, 500 g Einkauf	212	887
	Nescafé, ohne Milch und Zucker	0	0
	Nescao, 1 TL	20	84
	Nesquick, 1 TL	20	84
	Nestargel	0	0
	Nestea, Citrone, 1 Tasse	40	167
	Netzannone	101	423
F	Neunauge	280	1172
	Niere, Kalb	137	573
	Niere, Schwein	125	523
	Nikolaschka (4 cl Weinbrand, 1 TL Zucker)	100	419
	Nimm 2, 1 Stück	24	100
K	*Nippon Knusperreis*, 1 Stück, 12,5 g	66	276
MV	Nisslsalat	22	92
K	Nockerlgrieß, 1 Päckchen	353	1478
E	Nordlandschinken, *Redlefsen*	102	427
K	Nougat	575	2407
	Nudelauflauf mit Blattspinat, *Pfanni* TK, 1 Packung	515	2156
	Nudelauflauf mit Hackfleisch, *Pfanni* TK, 1 Packung	450	1884
	Nudeleintopf mit Fleischklößchen, *Knorr*, 1 Teller	152	636
K	Nudeln, gekocht (= 30 g roh)	117	490
K	Nudeln, grün, roh (= 350 g gekocht)	370	1549
K	Nudeln, grün, gekocht (= 30 g roh)	111	465
K	Nudeln, roh (= 350 g gekocht)	390	1632
	Nudelpfanne »Provençale«, »Bistro«, Iglo TK, 1 Packung	395	1653
	Nudelsalat, *Nadler*	304	1273
	Nudelsalat, *Weight Watchers*	138	577
	Nudelsoßen-fix »Paprika-Rahm«, Maggi, 1 Beutel	223	933
	Nudeltopf mit Rindfleisch, *Maggi*, 1 Dose	445	1863
K	Nürnberger Lebkuchen, 1 Stück, ca. 50 g	185	774
MV	Nüßlisalat	22	92

Nw		kcal	kJ
	Nußgebäck, *Sionon*, 1 Stück	50	209
K	*Nussini, Milka*, 1 Riegel	227	950
FK	Nußnougat, *Schwartau*	551	2306
FK	Nuß-Nougat-Creme, 1 TL i. D.	56	234
K	*Nuß-Pangani, Bahlsen*, 1 Stück	35	147
FK	*Nutella*	520	2177
FK	*Nutella*, 1 TL	52	218
K	*Nuts*, 1 Riegel	217	906
K	*Nuts mini*, 1 Stück	80	335

O

Nw		kcal	kJ
F	Obers, 30%, 0,1 l	317	1327
F	Obers, 30%, 1 TL	16	67
	Oberskren, 1 EL	40	167
	Obstbranntwein, 38%, 2 cl	47	197
	Obstessig, 1 EL	2	8
	Obstessig-Trank, *Hensels*, 0,1 l	51	213
	Obstgarten, 20%, *Gervais*, 125 g	165	691
	Obstkonserven, s. a. einzelne Sorten		
	Obstkonserven, Diät-obst i. D.	75	314
	Obstkonserven, *natreen* (Glas) i. D.	30	126
K	Obstkuchenboden, FP, 1 Platte i. D.	600	2512
F	Ochsenmark	733	3078
	Ochsenmaulsalat, *Nadler*	36	151
E	Ochsenschlepp	197	825
E	Ochsenschwanz	197	825
E	Ochsenschwanz, 1000 g Einkauf	1084	4538
	Ochsenschwanzsuppe, gebunden, *Lacroix*	67	282
	Ochsenschwanzsuppe, klar, *Jensen's*, 1 Tasse	38	159
	Ochsenschwanzsuppe, klar, *Lacroix*	36	150
	Ochsenschwanzsuppe, *Maggi*, 1 Teller	80	335

Nw		kcal	kJ
	Ochsenzunge, Aufschnitt	223	933
	Öl, s. a. einzelne Sorten		
F	Öl	927	3880
F	Öl, 1 EL	83	347
F	Öl, 1 TL	28	117
	Ölsardinen, abgetropft	238	996
	Ölsardine, abgetropft, 1 Stück i. D.	80	335
V	Ogenmelone	52	218
V	Okra	44	184
	Old Fashioned, 4 cl	140	586
M	Oliven, grün	146	611
M	Oliven, grün, 10 Stück	56	234
F	Oliven, schwarz	351	1469
	Oliven mit Mandel, 1 Stück	13	54
F	Olivenöl	926	3876
F	Olivenöl, 1 EL	83	347
F	Olivenöl, 1 TL	46	193
E	Olmützer Quargel, *Heirler*, 1 Rolle	150	628
	Opekta, Gelierpulver, 10 g	29	121
	Opekta 2000, 1 Normalflasche, 225 ml	68	285
	Opekta, Zwei zu Eins, 1 Beutel	43	180
	Optisteak, paniert, *Migros*	177	741
V	Orange	54	226
V	Orange, 1 Stück, 150 g	58	244
V	Orange, 500 g Einkauf	195	816
K	Orangeat	276	1155
K	Orangengelee, 1 TL	31	130
	Orangen-Konfitüre, *Lihn*, 1 TL	25	105
	Orangen-Konfitüre, Diabetiker, *Schneekoppe*, 1 TL	24	100
	Orangen-Maracuja-Nektar *»light«*, *Weight Watchers*	28	119
K	Orangenmarmelade, 1 TL	27	113
V	Orangensaft, frisch oder TK, 0,1 l	46	193
V	Orangensaft (Dose oder Flasche), 0,1 l	50	209

Nw = Nährwerte: E = viel Eiweiß – bevorzugt essen F = viel Fett – vorsichtig essen
K = viele Kohlenhydrate – überlegt essen M = viele Mineralstoffe – bevorzugt essen
V = viele Vitamine – bevorzugt essen B = Ballaststoffe – gezielt essen

Nw		kcal	kJ
V	Orangensaft, *»leichter Genuss«, Granini,* 0,1 l	22	92
V	Orangensaft, *»trink-Genuß«, Granini,* 0,1 l	41	172
	Orangensaft-Konzentrat, *Eismann* TK, 0,25 l	200	837
F	Orion (Rapsöl)	930	3893
KB	*Orvita Dreikorn-Kräcker, granoVita*	438	1833
K	Osterei, Cremefüllung, 1 Stück i. D.	100	419
K	Osterei, Nougat, 1 Stück, ca. 20 g	115	481
K	Osterei, Vollmilch, 4 kleine, je ca. 5 g	120	502
	Ouzo, 43%, 2 cl	68	285
K	*Ovomaltine*	363	1520
K	Ovomaltine, 1 TL	18	75
	Ovomaltine mit Magermilch, 0,25 l	142	594
	Ovomaltine mit Vollmilch, 0,25 l	206	862
	OVO-Riegel, 1 Stück	107	448
	Oxtail Ochsenschwanz-Suppe, *Knorr,* 1 Teller	75	314

P

Nw		kcal	kJ
	Paella, *Dr. Oetker* TK, 260 g	343	1436
	Paella »Baskische Art«, *Weight Watchers* TK, 350 g	212	1305
K	*Päng,* Schokoladestengel, 1 Stück	251	1051
	Palmherzen (Dose)	40	167
F	*Palmin, Palmin-soft*	900	3767
	Palmitos (Dose)	40	167
E	*Pamesello,* Streukäse, 30%, 1 EL	47	197
V	Pampelmuse	42	176
V	Pampelmuse, 1 Stück, 250 g	80	335
	Panettone, *Migros*	339	1419
K	Paniermehl	352	1473
K	Paniermehl, 1 EL	35	147
K	Paniermischung, *Knorr,* 1 EL	40	167
V	Papaya	44	184
V	Papaya, 1 Stück, 400 g	135	565
V	Papayasaft, 0,1 l	50	209
	Paprika-Gulasch mit Kartoffeln, *Hipp-Diät,* 300 g	265	1125
	Paprikamark, *Kühne,* 1 TL	8	33
	Paprika-Pastete, Vegetabile, *Tartex,* 25 g	59	247
	Paprikapulver	0	0
V	Paprikaschoten	24	100
V	Paprikaschote, 1 Stück, 150 g	28	117
V	Paprikaschoten, 1000 g Einkauf	185	774
	Paprikaschote, *Sonnen* (Dose), 1 Stück	448	1875
	Paprika-Spread, *Vitam,* 1 EL	14	59
V	Paradeiser	21	88
V	Paradeiser, 1 Stück, 50 g	11	46
	Paradeisermark, 1 EL	23	96
	Paradiescreme, ohne Kochen, *Dr. Oetker,* 1 Portion i. D.	128	536
	Paradiessoßen, Dr. Oetker, 1 EL	19	79
FB	Paranüsse	714	2989
FB	Paranüsse, 3 Kerne	130	544
FB	Paranüsse, 500 g Einkauf	1700	7116
K	Parisergipfel, 1 Stück	141	590
E	Parmaschinken	340	1423
EF	Parmesan	395	1653
EF	Parmesan-Streukäse, 1 EL	40	167
EF	Parmesan-Streukäse, 1 TL	13	54
	Party-Salat in Salat-Creme, Homann, 250 g	385	1612
	Partysalat, *Nadler*	179	749
MV	Passionsfrucht	106	444
MV	Passionsfrucht, 1 Stück, 40 g	30	126
V	Passionsfruchtsaft, 0,1 l	78	327
	Pasta asciutta, *Hipp-Diät,* 300 g	275	1163
	Pasteten, Vegetabile, *Tartex,* 25 g i. D.	60	251
	Pastetenfüllung, Fleisch, für 1 Stück i. D.	160	670
	Pastinaken	68	285
	Pastinaken, 1000 g Einkauf	463	1938

Nw		kcal	kJ
F	Pecorino, 36%	368	1540
FB	Pekannüsse	760	3181
FB	Pekannüsse, 6 Kerne	100	419
	Pekingkohl	16	67
	Pekingkohl, 500 g Einkauf	63	264
	Peking-Pfanne, bionorm, 1 Packung	285	1193
	Peking-Suppe, Dr. Oetker TK, 1 Tasse	90	377
	Pektin-K, Dr. Ritters, 2 EL	9	38
EV	Pellkartoffeln	72	301
V	Peperoni	28	117
	Pepsi Cola, 0,33 l	132	553
	Perlzwiebel, eingelegt, 1 Stück	1	4
	Pernod, 40%, 2 cl	68	285
MV	Persimone	127	532
E	Petersfisch	88	367
V	Petersilie, gehackt, 1 EL	1	4
V	Petersilie TK, 1 Päckchen	5	21
	Petersilienwurzel	33	138
	Petit Suisse nature, Migros, 30 g	74	310
F	Pfälzer, 1 Stück, 70 g	250	1046
	Pfannengemüse »Bauernart«, *Iglo* TK	118	494
	Pfannengemüse »Französisch« und »Chinesisch«, *Iglo* TK	101	423
	Pfeffer	0	0
	Pfeffer, grün, 1 EL	28	117
K	Pfefferkuchenherz, 1 Stück	25	105
	Pfefferminzdrops, 1 Stück	20	84
	Pfefferminzlikör, 30%, 2 cl	72	301
	Pfefferschote, scharf, 1 Stück	18	75
	Pfeffer-Soße, *Knorr*, 1 EL	11	46
	Pfeffer-Suppe, *Knorr extra* (Dose), 1 Tasse	53	222
	Pfeffertopf, Madagaskar, Erasco, 1 Teller	170	712

Nw		kcal	kJ
E	Pferdefleisch i. D.	118	494
E	Pfifferlinge	23	96
E	Pfifferlinge, 500 g Einkauf	70	293
	Pfifferlinge (Dose)	34	142
	Pfifferlingrahm-Suppe, *Erasco*, 1 Teller	175	733
MV	Pfirsich	46	193
MV	Pfirsich, 1 Stück, 125 g	53	222
MV	Pfirsich, 500 g Einkauf	212	887
	Pfirsich (Dose)	77	322
	Pfirsich (Glas), *Schneekoppe*	25	105
KB	Pfirsich, getrocknet	282	1180
	Pfirsichbowle, 0,2 l	170	712
V	Pfirsich-Saft, *»trinkGenuß«, Granini*, 0,1 l	51	213
E	Pflanzenfleisch (Soja), *Hensels*	205	858
F	Pflanzenmargarine, Vollwert, *Eden*	720	3014
MV	Pflaumen	62	260
MV	Pflaume, 1 Stück, 10 g	6	25
MV	Pflaumen, 500 g Einkauf	292	1222
	Pflaumen (Dose)	91	381
KB	Pflaume, getrocknet, mit Kern, 1 Stück, 6 g	15	63
KB	Pflaumen, getrocknet, mit Kernen	249	1042
KB	Pflaumen, getrocknet, ohne Kerne	292	1222
K	Pflaumenmus	230	963
K	Pflaumenmus, 1 TL	23	96
	Pflaumenmus, *Sionon*, 1 TL	20	84
	Pflaumensaft, 0,1 l	100	419
E	*Philadelphia Frischkäse, Kraft*	330	1381
E	*Philadelphia leicht, Kraft*	195	816
	Picalilli, Kühne, 1 EL	22	92
	Pichelsteiner-Topf, *Dr. Oetker* TK, 200 g	210	879
	Pichelsteiner Topf, *Sonnen*, 250 g	165	691
	Pico bello, Nudelgerichte, *Birkel*, 1 Portion i. D.	180	753
FB	Pignoli	626	2620

Nw = Nährwerte: E = viel Eiweiß – bevorzugt essen F = viel Fett – vorsichtig essen
K = viele Kohlenhydrate – überlegt essen M = viele Mineralstoffe – bevorzugt essen
V = viele Vitamine – bevorzugt essen B = Ballaststoffe – gezielt essen

P

Nw		kcal	kJ
	Pikanter Geflügelsalat, *Hipp-Diät*, 300 g	276	1167
E	Pilgermuscheln	82	343
E	Pilgermuscheln, 1000 g Einkauf	361	1511
	Pils, 0,33 l	146	611
	Pilze, s. a. einzelne Sorten		
	Pilze i. D.	30	126
E	Pilze, getrocknet, 10 g i. D.	27	113
	Pilzpfanne, *Dr. Oetker* TK, 150 g	120	502
	Pilzpfanne »Jäger Art«, »Bistro«, Iglo TK, 175 g	137	573
FB	Pinienkerne	626	2620
FB	Pinienkerne, 1 EL, 20 g	125	523
	Pirogge, *Bofrost* TK, 1 Stück, 125 g	330	1381
FB	Pistazien	642	2687
FB	Pistazien, 1 EL, 20 g	128	536
K	Pizza Bella Napoli, *Iglo* TK, 1 Packung	584	2445
K	Pizza Bolognese, *Iglo* TK, 1 Packung	564	2361
K	Pizza Margherita, *Iglo* TK, 1 Packung	550	2302
K	Pizza Quattro, *Iglo* TK, 200 g	410	1716
K	Pizza Romana, *Dr. Oetker* TK, 1 Packung	696	2913
K	Pizza Salami, *Dr. Oetker* TK, 1 Packung	630	2637
K	Pizza Vier Jahreszeiten, *Dr. Oetker* TK, 1 Packung	1100	4605
KB	Pizza-Boden, Vollkorn, *Studt*, 1 Packung	351	1469
	Pizzarella-Scheibletten, 45%, *Kraft*, 1 Scheibe, 25 g	78	327
K	Pizza-Teig, BM, *Kraft*, 1 Packung	625	2616
K	Pizzateig, BM, *Dr. Oetker*, 1 Packung	863	3613
	Plavac, feinherb, 0,25 l	176	737
	Plavac, mild, 0,25 l	187	783
F	Plockwurst i. D.	512	2143
F	Pökelfleisch i. D.	480	2009
	Pökelzunge	230	963
KB	Polenta, gekocht, 1 EL	50	209
KB	Polentamehl	376	1576
KB	Polentamehl, 1 EL	75	314

Nw		kcal	kJ
V	Pomelo	32	134
V	Pomelo, 1 Stück, 250 g	65	272
	Pommes chips, 1 Stück	10	42
K	Pommes Croquettes, *Dr. Oetker* TK, fritiert, 150 g	280	1172
K	Pommes Crossette, *Dr. Oetker* TK, ofenfertig, 110 g	231	967
K	Pommes frites (fritiert), 150 g i. D.	330	1381
K	Pommes frites, TK	130	544
K	Pommes frites, ofenfertig, TK, 150 g	260	1088
E	Pompano	102	426
	Popcorn	368	1540
	Popcorn, 1 EL	8	33
	Pop Corn Choc, *Migros*	421	1762
MV	Porree, grün	27	113
MV	Porree, weiß	36	150
MV	Porree, 500 g Einkauf	110	460
	Portulak	23	96
	Portwein, 5 cl	70	293
	Pot au feu	47	200
	Poularde, s. a. Hähnchen		
E	Poularde	144	603
E	Poularde, 1000 g Einkauf	1066	4462
	Poulet, s. a. Hähnchen		
E	Poulet	144	603
E	Poulet, 1000 g Einkauf	1066	4462
K	Powidl	230	963
K	Powidl, 1 TL	23	96
	Prairie Oyster, 1 Glas	170	712
K	Praline, 1 Stück i. D.	60	251
	Pralinenmischung, *Sionon*	518	2168
K	*Pralinos*, Schokolade	609	2549
V	Preiselbeer, *Vollfrucht, Donath*, 1 EL	12	50
MV	Preiselbeeren	46	193
M	Preiselbeeren (Glas), *Schneekoppe*	37	155
	Preiselbeerkonfitüre	195	816
	Preiselbeerkonfitüre, 1 TL	20	84
	Preiselbeersoße	146	611
F	Preßsack i. D.	322	1348
E	Preßkaviar	300	1256
K	*Prinzenrolle, De Beukelaer*, 1 Stück	69	289
	Pudding, s. a. einzelne Sorten		
	Pudding, einfach, mit Milch, 1 Portion i. D.	150	628

Nw		kcal	kJ
	Pudding mit Sahne, *chambourcy*, 125 g	130	544
	Pudding, Schoko, *Weight Watchers*, 125 g	83	348
	Pudding, Vanille, *Weight Watchers*, 125 g	81	340
	Puddingpulver, 1 Päckchen i. D.	125	523
	Pudding-Traum, Elite, 125 g	137	573
K	Puderzucker	350	1465
K	Puderzucker, 1 EL	70	293
K	Puderzucker, 1 TL	20	84
	Puffreis, 1 EL	8	33
	Puffreis, 1 Tasse	58	243
	Pulverkaffee	0	0
KB	Pumpernickel	257	1034
KB	Pumpernickel, 1 runde Scheibe, 20 g	50	209
KB	Pumpernickel, 1 Scheibe, 40 g	97	406
	Puszta-Sauce, *Kraft*, 1 EL	20	84
F	Pußtatorte, 65%, *Champignon*	422	1766
	Pute, s. a. Truthahn		
E	Pute	163	682
	Pute, 1000 g Einkauf	1197	5011
E	Pute in Aspik, *Wiltmann*	109	456
E	Pute in Aspik, *»leicht & lecker«, Könecke*	82	343
E	Putenbrust	115	481
E	Putenbrust, gegrillt, *Wiltmann*	129	540
E	Putenbrust, geräuchert	123	515
E	Putenherzen	122	511
E	Putenkeule	125	523
E	Putenleber	147	615
E	Putenschnitzel	115	481

Q

Nw		kcal	kJ
E	Quargel, 1 Stück, 25 g	34	142
E	Quark, mager	78	327
E	Quark, mager, 1 EL	23	96
E	Quark, 20%	116	486
E	Quark, 20%, 1 EL	35	147
F	Quark, 40%	167	699
F	Quark, 40%, 1 EL	50	209
E	Quark, Frucht-, 20%	147	615
	Quark-Desserts, *Heirler*, 150 g	176	737
	Quarkfein Cremepulver, Dr. Oetker, 1 Portion i. D.	143	599
	Quark-Strudel, Altdeutscher, *Dr. Oetker* TK, 125 g	330	1381
	Quench (alle Geschmackstypen), zubereitet, 0,25 l	130	544
MV	Quitten	68	285
MV	Quitte, 1 Stück, 150 g	86	360
MV	Quitten, 500 g Einkauf	286	1197
K	Quittengelee, 1 TL	25	105
	Quittensaft, 0,1 l	64	268

R

Nw		kcal	kJ
F	Raclettekäse, Walliser, 52%	401	1679
	R'Activ Milch-Mix-Getränk, 100 ml	33	138
	R'Activ Orangen-Milch-Mix, 100 ml	16	67
	R'Activ Tropic-Frucht-Mix, 100 ml	18	75
VB	Radi	19	80
V	Radicchio	27	113
MV	Radieschen, 1 Bund, 80 g	16	67
	Radlermaß, 1 l	526	2202
	Räucherschinken, roh	396	1658
	Ragout fin, *Lacroix*	130	547
	Ragout fin, *Nadler*	104	438
	Ragout fin, *Nadler*, 1 EL	26	109
	Ragout fin, Vegetarisches, *Tartex*	82	343
	Rahm, s. a. Sahne		
	Rahm, 10%, 0,1 l	126	527
	Rahm, 10%, 1 EL	13	54
F	Rahm, 30%, 0,1 l	317	1327
F	Rahm, 30%, 1 EL	32	134
F	Rahm, 30%, 1 TL	16	67
	Rahm, geschlagen, 1 EL	15	63

Nw = Nährwerte: E = viel Eiweiß – bevorzugt essen F = viel Fett – vorsichtig essen
K = viele Kohlenhydrate – überlegt essen M = viele Mineralstoffe – bevorzugt essen
V = viele Vitamine – bevorzugt essen B = Ballaststoffe – gezielt essen

R

Nw		kcal	kJ
	Rahmeck, 50%, *Kraft,* 1 Ecke, 25 g	77	322
	Rahmfrischkäse, *Gervais,* 1 Becher, 62,5 g	213	892
	Rahmgulasch mit Eierspätzle, *Hipp Leicht-Menü,* 300 g	302	1280
	Rahm-Kohlrabi, *Iglo* TK	112	469
	Rahm-Porree, *Dr. Oetker* TK	55	230
	Rahmsoße zu Braten, *Maggi,* 1 EL	14	59
	Rahmspinat, TK	75	314
B	Rahm-Wirsing, *Dr. Oetker* TK	90	377
K	*Raider,* 1 Riegel, 30 g	146	610
	Raki, 45%, 2 cl	68	285
F	*Rama*	720	3014
	Rambutan	69	289
F	*Ramee* Brie, 55%	343	1436
F	*Ramee* Royal Tarte, 60%	398	1666
MV	Randen	44	184
MV	Randen, 100 g Einkauf	344	1440
E	*rank + fein,* Weichkäse, 10%, *Heirler,* 125 g	178	745
F	Rapsöl	930	3893
F	Rapsöl, 1 EL	87	364
MV	Rapunzel	22	92
K	Raspelschokolade, *Schwartau*	466	1951
	Ratatouille, *Migros*	50	209
	Ratsherren-Topf, *Hipp Leicht-Menü,* 300 g	262	1110
F	Rauchfleisch, fett	360	1507
E	Rauchfleisch, mager	264	1105
K	Ravioli in Fleischsoße, *Knorr,* 275 g	277	1160
K	Ravioli in pikanter Sauce, *Maggi,* 275 g	240	1005
K	Ravioli in Tomatensauce, *Maggi,* 275 g	273	1143
	Ravioli mit Schinken, *Hipp-Diät,* 300 g	275	1163
	Ravioli, Vegetarische, *Tartex*	91	381
KB	Ravioli, Vollkorn, *Maggi,* 265 g	243	1017
E	Rebhuhn	111	465
E	Red Snapper	104	434
E	Regenbogenforelle	112	469
E	Regenbogenforelle, 200 g Einkauf	116	486
F	Regensburger, 1 Stück, 70 g i. D.	248	1038

Nw		kcal	kJ
V	Regina-Trauben	74	310
V	Regina-Trauben, 1000 g Einkauf	691	2893
	Regulin, Diät, 1 Beutel	182	762
E	Reherl	23	96
E	Reherl, 500 g Einkauf	70	293
E	Rehrücken	133	557
E	Rehrücken, 1000 g Einkauf	931	3897
E	Rehschlegel	106	444
E	Rehschlegel, 100 g Einkauf	869	3638
F	Reiberdatschi, TK, gebraten, 1 Stück	185	774
	Reiberdatschi, *Pfanni,* gebraten, 1 Stück	75	314
	Reibkäse, 1 EL	40	167
E	Reinanken	108	452
E	Reinanken, 200 g Einkauf	146	611
MV	Reineclauden	72	301
MV	Reineclaude, 1 Stück, 10 g	7	29
MV	Reineclauden, 500 g Einkauf	346	1448
VK	Reis, braun, roh (= 400 g gekocht)	372	1557
VK	Reis, braun, gekocht (= 25 g roh)	93	389
K	Reis, weiß, roh (= 300 g gekocht)	369	1545
K	Reis, weiß, gekocht (= 33,3 g roh)	123	515
K	Reisflocken	330	1381
K	Reisflocken, 1 EL	10	42
K	*Reis Frosty, Kellogg's,* 32 g	120	502
K	Reismehl	371	1553
K	Reismehl, 1 EL	74	310
	Reis mit Gyros, *Maggi,* 300 g	405	1695
	Reis mit Huhn, *Sonnen,* 1 Dose	450	1884
K	Reisstärke	360	1507
K	Reisstärke, 1 EL	54	226
K	Reisstärke, 1 TL	18	75
	Reistag, Dr. Ritters, 80 g	303	1268
E	Reizker	27	113
	Relish, Barbecue-, *Kraft,* 1 EL	72	301
	Relish, Exotic, *Kraft,* 1 EL	68	285
	Relish, Fondue-, *Kraft,* 1 EL	64	268

Nw		kcal	kJ
	Relish, Mexican-, *Kraft,* 1 EL	48	201
	Relishes, Hengstenberg, 1 EL i. D.	38	159
	Relli, 40%, *Kraft,* 1 Ecke, 25 g	68	285
F	Remoulade, 50%	500	2093
F	Remoulade, 50%, 1 EL	150	628
F	Remoulade, 80%	760	3181
F	Remoulade, 80%, 1 EL	228	954
	Remouladen-Creme, *Lacroix*	205	865
	Remouladen-Soße, *Lacroix,* 1 EL	47	197
E	Renke	108	452
E	Renke, 200 g Einkauf	146	611
E	Rentierfleisch, TK, i. D.	118	494
E	Rentierschinken	264	1105
VB	Rettich	19	80
VB	Rettich, 1 Stück, 200 g	29	121
MV	Rhabarber	18	75
MV	Rhabarber, 1000 g Einkauf	140	586
MV	Rhabarbertrunk, *Wertkost,* 0,1 l	53	222
	Rheinischer Sauerbraten, *Sonnen,* 1 Dose	627	2625
VB	Ribisel, rot	45	188
VB	Ribisel, schwarz	63	264
	Ribisel, weiß	38	159
K	Ribisel-Jam, 1 TL	26	109
MV	Ribiselsaft, rot, 0,2 l	100	419
MV	Ribiselsaft, schwarz, 0,2 l	110	460
	Ricard, 43%, 2 cl	68	285
K	*Rice Krispies, Kellogg's,* ca. 32 g	119	498
F	Ricotta, 30%	396	1658
	Riesenbockwurst (Dose), *Herta*	305	1277
	Riesenbockwurst, 2er-Packung, *Herta*	307	1285
E	Rinderfilet	126	527
	Rinderfond, *Lacroix*	15	64
E	Rinderherz	133	557
	Rinderhirn	137	573
V	Rinderleber	141	590
E	Rinderlunge	107	448

Nw		kcal	kJ
	Rindermarksuppe, Argentinische, *Jensen's,* 1 Tasse	60	251
E	Rindermilz	109	456
	Rinderniere	122	511
	Rindersaftschinken in Aspik, *»leicht & lecker«, Könecke*	82	343
	Rindersuppe, Würfel, 1 Teller	17	71
F	Rindertalg	920	3851
	Rinderzunge	223	933
	Rindfleisch »Burgund«, *Lacroix* Fertiggericht	112	477
	Rindfleisch in Gemüse-Allerlei, *Hipp-Diät*	262	1110
	Rindfleisch »Jägerart«, *Hipp-Diät,* 300 g	287	1215
	Rindfleisch »Stroganoff«, *Hipp-Diät,* 300 g	275	1163
	Rindfleisch »Stroganoff«, *Weight Watchers,* 350 g	291	1218
	Rindfleisch und Eiernudeln, *Rademann*	81	339
	Rindfleisch »Ungarische Art«, *Weight Watchers* TK, 305 g	287	1200
	Rindfleisch, Blume, Rose, Rosenspitz	252	1054
	Rindfleisch, Blume, 1000 g Einkauf	1999	8368
	Rindfleisch, Brust, Brustkern	271	1134
	Rindfleisch, Brust, 1000 g Einkauf	2133	8929
E	Rindfleisch, Bug, Schulter	151	632
E	Rindfleisch, Bug, Schulter, 1000 g Einkauf	1268	5308
	Rindfleisch, Fehlrippe	243	1017
	Rindfleisch, Fehlrippe, 1000 g Einkauf	2074	8682
	Rindfleisch, Fleischdünnung	259	1084
	Rindfleisch, Fleischdünnung, 1000 g Einkauf	2560	10716

Nw = Nährwerte: E = viel Eiweiß – bevorzugt essen F = viel Fett – vorsichtig essen
K = viele Kohlenhydrate – überlegt essen M = viele Mineralstoffe – bevorzugt essen
V = viele Vitamine – bevorzugt essen B = Ballaststoffe – gezielt essen

R

Nw		kcal	kJ
E	Rindfleisch, Hochrippe, Schorrippe, Rostbraten	239	1000
E	Rindfleisch, Hochrippe, 1000 g Einkauf	1864	7803
E	Rindfleisch, Kamm, Hals	145	607
E	Rindfleisch, Kamm, Hals, 1000 g Einkauf	1080	4521
E	Rindfleisch, Lende, Roastbeef	188	787
E	Rindfleisch, Lende, Roastbeef, 1000 g Einkauf	1730	7242
E	Rindfleisch, Oberschale	131	548
E	Rindfleisch, Oberschale, 1000 g Einkauf	1271	5320
E	Rindfleisch, Schlegel, Keule	160	670
E	Rindfleisch, Schlegel, Keule, 1000 g Einkauf	1320	5526
E	Rindfleisch, Schulterfilet	151	632
E	Rindfleisch, Schulterfilet, 1000 g Einkauf	1268	5308
E	Rindfleisch, Schwanz	197	825
E	Rindfleisch, Schwanz, 1000 g Einkauf	1084	4538
	Rindfleisch, Spannrippe, Querrippe	288	1206
	Rindfleisch, Spannrippe, 1000 g Einkauf	2390	10005
	Rindfleischbällchen in Bohnen, *Hipp Leicht-Menü,* 300 g	252	1070
	Rindfleischbällchen in Tomaten, *Hipp Diät,* 300 g	255	1078
	Rindfleischkonserven i. D.	225	942
	Rindfleisch-Salat mit Kartoffeln, *Hipp-Diät,* 300 g	262	1112
	Rindfleischsuppe mit Fleischklößchen, *Knorr,* 1 Teller	55	230
	Rindfleischsuppe mit Gemüse, *Alevita,* 1 Teller	85	356
	Rindfleisch-Suppentopf, *Sonnen* (Dose), 425 g	250	1047
	Rindfleischtopf, *bionorm,* 1 Packung	260	1088

Nw		kcal	kJ
	Rindsbouillon, *Maggi,* 1 Tasse	8	33
	Rindsroulade, *Eismann* TK, 1 Stück, 150 g	214	896
	Rindsroulade mit Eierspätzle, *Hipp,* 300 g	267	1129
B	Ringäpfel	279	1168
B	Ringäpfel, 1 Ring	28	117
V	Ringlotten	72	301
	Rioja, 0,25 l	167	699
	Ripplertes	272	1139
	Risotto »Milanese« mit Rindfleisch, *Hipp Leicht-Menü,* 300 g	360	1525
	Risotto milanese, *Knorr*	140	586
	Risotto, Risi-Bisi, *Knorr*	110	460
	Roastbeef	188	787
	Roc Bier, alkoholfrei, *Migros,* 0,2 l	34	142
E	Rochen	85	355
KB	Römische Pflaumen	293	1226
KB	Römische Pflaumen, 1 Stück	45	188
V	Römersalat	21	88
	Rösti, *Iglo* TK, 100 g	100	419
	Rösti, *Migros*	198	829
	Rösti im Frischepack, *Pfanni*	130	544
	Röstzwiebeln, *Thomy,* 40 g	190	795
	Röstzwiebeln, *Thomy,* 1 EL	30	126
B	*Rogga, Bahlsen,* 1 Scheibe, ca. 20 g	31	130
KB	Roggen, ganzes Korn	358	1499
KB	Roggenbrot	256	1072
KB	Roggenbrot, 1 Scheibe, 40 g	102	427
KB	Roggenbrötchen, 1 Stück	110	460
B	Roggen-Edel-Kleie, *Steinmetz,* 1 EL, 5 g	9	38
VB	Roggenkeime	404	1691
VB	Roggenkeime, 1 EL	42	176
BK	Roggen-Knäcke-Brot, 1 Scheibe	37	155
KB	Roggenmehl, Type 997	363	1519
KB	Roggenmehl, Type 997, 1 EL	73	306
KB	Roggenmischbrot, 1 Scheibe, 40 g	102	427
KB	Roggenvollkornbrot	239	1000
KB	Roggenvollkornbrot, 1 Scheibe, 40 g	96	402
	Roggenvollkornmehl, Type 1800	311	1320

Nw		kcal	kJ
	Rohmilch-Camembert, 45%, *Heirler*	288	1206
KB	Rollgerste	370	1549
KB	Rollgerste, 1 EL	74	310
	Rollmops	214	896
E	Rollschinken	252	1055
E	Romadour, 20%	190	795
	Romadour, 30%	231	967
	Romadour, 40%	288	1206
F	Romadour, 50%	326	1365
F	Roquefort, 55%	368	1540
	Rosé, Amselfelder, 0,25 l	195	816
	Rosé, Côtes de Provence, 0,25 l	184	770
	Rosé, Mateus Rosé, 0,25 l	175	733
	Rosé, Oeil de Perdrix, 0,25 l	176	737
	Rosé, Tavel, 0,25 l	172	720
	Rosé, Württemberger Schiller, 0,25 l	159	666
	Rosé-Grapefruit-Nektar *»light«*, *Weight Watchers*	27	115
VB	Rosenkohl	52	218
VB	Rosenkohl, 500 g Einkauf	210	879
KB	Rosinen	296	1239
KB	Rosinen klein, 12 Stück, 5 g	15	63
K	Rosinenbrot, 1 Scheibe, 40 g	135	565
	Rostbratwürstl, *Iglo* TK, 1 Stück	76	318
V	*Rotbäckchen* Rot, *Rabenhorst*, 0,1 l	68	285
E	Rotbarsch, 200 g Einkauf	109	456
E	Rotbarsch, geräuchert	157	657
E	Rotbarsch, geräuchert, 200 g Einkauf	229	959
E	Rotbarschfilet	114	477
E	Rotbarschfilet, *Dr. Oetker* TK, 1 Stück	105	440
MV	Rote Bete	44	184
MV	Rote Bete, 1000 g Einkauf	344	1440
MV	Rote Bete (Glas), *Hengstenberg*	35	146
MV	Rote-Bete-Saft, 0,1 l	42	176
MV	Rote Bete, *Vollgemüse, Donath*, 1 EL	13	54
	Rote Früchte-Diät-Nektar, *Hipp*	21	90
	Rote Grütze, *Dr. Oetker*, 1 Portion	108	452
	Rote Grütze, *Hipp Leicht-Menü*, 300 g	191	815
	Rote Grütze, »leicht«, *Kühne*	58	243
	Rote Grütze mit Sahnesoße, *Dr. Oetker*, 150 g	154	645
	Rote Grütze, Wald-, Gartenfrüchte, *Kühne*	95	398
E	Rote Meerbarbe	107	450
MV	Rote Rüben	44	184
MV	Rote Rüben, 1000 g Einkauf	344	1440
B	*Rotessa, Hengstenberg*	55	230
B	Rotkabis	30	126
F	*Rotkäppchen's Frischer Landrahm*, 150 g	377	1578
	Rotkappe	25	105
B	Rotkohl (Rotkraut)	30	126
B	Rotkohl (Rotkraut), 1000 g Einkauf	236	988
	Rotwein, deutsch, Ahr, 0,25 l	152	636
	Rotwein, deutsch, Ingelheimer Spätburgunder, 0,25 l	180	753
	Rotwein, deutsch, Rheingau, Spätburgunder, Spätlese, 0,25 l	177	741
	Rotwein, deutsch, Württemberger Trollinger, 0,25 l	154	645
	Rotwein, franz., Beaujolais, 0,25 l i. D.	167	699
	Rotwein, franz., Bordeaux, 0,25 l i. D.	175	733
	Rotwein, franz., Burgund, 0,25 l i. D.	175	733
	Rotwein, franz., Châteauneuf-du-Pape, 0,25 l	192	804
	Rotwein, franz., Côtes du Rhône, 0,25 l	162	678

Nw = Nährwerte: E = viel Eiweiß – bevorzugt essen F = viel Fett – vorsichtig essen
K = viele Kohlenhydrate – überlegt essen M = viele Mineralstoffe – bevorzugt essen
V = viele Vitamine – bevorzugt essen B = Ballaststoffe – gezielt essen

Nw		kcal	kJ
	Rotwein, franz., Loire, 0,25 l i. D.	165	691
	Rotwein, franz., Vin de Pays, 0,25 l i. D.	190	795
	Rotwein, italien., Barbera, 0,25 l	175	733
	Rotwein, italien., Barolo, 0,25 l	187	783
	Rotwein, italien., Chianti, 0,25 l i. D.	177	741
	Rotwein, italien., Kalterer See Auslese, 0,25 l i. D.	156	653
	Rotwein, italien., Valpolicella, 0,25 l i. D.	175	733
	Rotwein, jugoslaw., Amselfelder, 0,25 l	189	791
	Rotwein, jugoslaw., Plavac, feinherb, 0,25 l	176	737
	Rotwein, jugoslaw., Plavac, mild, 0,25 l	187	783
	Rotwein, österreich., Blaufränkischer, 0,25 l	186	779
	Rotwein, schweizer., Dôle du Valais, 0,25 l	170	712
	Rotwein, span., Rioja 0,25 l i. D.	167	699
	Rotwein, ungar., Erlauer Stierblut, 0,25 l	204	854
	Rotweincreme, Dessert mit Schuß, *Dr. Oetker*, 1 Portion	212	887
KB	Ruch-Brot	246	1030
KB	Ruch-Brot, 1 Scheibe, 40 g	98	410
KB	Ruchmehl	335	1402
V	Rübenkraut (eingelegte Rüben)	36	151
K	Rübenkraut (-sirup)	305	1277
K	Rübensirup, 1 EL	76	318
MV	Ruebli	41	172
MV	Ruebli, 1000 g Einkauf	308	1289
	Rübstiele	11	46
	Rübstiele, 1000 g Einkauf	67	280
F	Rügenwalder Teewurst	482	2018
	Rum, 54%, 2 cl	74	310
	Rum, Stroh-, 80%, 2 cl	134	561
	Rum, Verschnitt, 38%, 2 cl	62	260
	Rum, weiß, 38%, 2 cl	50	209
	Rum-Aroma, 2 cm^3	2	8
FK	Rumkugeln	590	2470
FK	Rumkugeln, 1 Stück	59	247

Nw		kcal	kJ
	Rum mit Cola (0,2 l Cola + 2 cl Rum)	162	678
K	Russisch Brot	388	1624
	Russisch Ei, *Homann*, 1 Becher, 200 g	420	1758
	Russischer Salat, *Nadler*	93	389

S

Nw		kcal	kJ
F	*Saflor*-Öl	925	3872
F	*Saflor*-Öl, 1 EL	83	347
	Saftwürstchen, *Herta*	324	1356
KB	Sago	343	1436
KB	Sago, 1 EL	70	293
	Sahne, 10%, 0,1 l	126	527
	Sahne, 10%, 1 EL	13	54
F	Sahne, 30%, 0,1 l	317	1327
F	Sahne, 30%, 1 EL	32	134
F	Sahne, 30%. 1 TL	16	67
F	Sahne, geschlagen, 1 Portion	140	586
F	Sahne, geschlagen, 1 EL	15	63
	Sahne, Kaffee-, 10%, 1 EL	13	54
	Sahne, Kaffee-, 10%, 1 TL	5	21
	Sahne, Kaffee-, 15%, 1 EL	18	75
	Sahne, Kaffee-, 15%, 1 TL	7	29
	Sahne, sprühfertig, *natreen*, 1 EL	19	80
	Sahnekaramelle, 1 Stück	40	167
	Sahnepudding-Creme, Schoko, 10%, *Ehrmann*, 150 g	222	929
	Sahnepudding-Creme, Vanille, 10%, *Ehrmann*, 150 g	215	900
F	Sahne-Schmelzkäse, 60%, 62,5 g	212	887
	Sahnesteif, Dr. Oetker, 1 Beutel	33	138
	Sahnetop, Schoko-Dessert, *natreen*, 125 g	83	347
	Sahne-Torte, *Ehrmann*, 1 Packung, 100 g	270	1130
	Sahne-Tortenhilfe, *Dr. Oetker*, 1 Packung	596	2495

Nw		kcal	kJ
F	Salami, deutsche i. D.	550	2302
	Salami (Ring), *Weight Watchers*	321	1343
	Salami, 27%, *Weight Watchers*	337	1410
	Salami, *»Du darfst«*	330	1381
	Salami Extra, *»leicht & lecker«, Könecke*	302	1264
F	Salami, italienische	560	2344
	Salami, Truthahn-, *Gutfried*	370	1549
F	Salami-Schmelzkäse, 45%, 62,5 g	188	787
	Salatcreme, *Livio*, 1 EL	45	188
	Salatcreme, *Weight Watchers*	279	1167
	Salatcreme mit Magermilchjoghurt, *Livio*, 1 EL	39	163
	Salatfix, kräuterwürzig, *Kühne*, 1 EL	4	17
	Salatfix mit Joghurt, *Kühne*, 1 EL	38	159
	Salatfix mit Senf, *Kühne*, 1 EL	6	25
	Salatfix, paprikawürzig, *Kühne*, 1 EL	38	159
V	Salatkräuter, *Iglo* TK, 1 Päckchen	12	50
	Salatkrönung, Knorr, 1 Beutel	20	84
	Salatkrönung, Knorr, 1 Beutel, zubereitet i. D.	285	1193
	Salatkrönung für frische Sahne-Saucen, *Knorr*, 1 Beutel, zubereitet i. D.	340	1423
	Salatsauce French Dressing, *Migros*, 1 EL	31	130
	Salatsauce Italian Dressing, *Migros*, 1 EL	31	130
	Salatsauce mit Kräutern, *Hengstenberg*, 1 EL	22	92
	Salatsauce ohne Öl, *Migros*, 1 EL	3	13
	Salat-Saucen-fix, Maggi, 1 Beutel i. D.	30	126
E	Salm	217	908
E	Salm, 200 g Einkauf	278	1164
K	Salmiak-Pastillen, *Konsul*, 50 g	145	607
	Salz	0	0
KB	Salzbrezel, 1 Stück	94	393
	Salzbrezelchen, 5 Stück	25	105
	Salzdillgurke, 1 Stück, 50 g	9	38
	Salzgurken	17	71
F	Salzhering	233	975
F	Salzhering, 200 g Einkauf	200	837
FB	Salzmandeln, 5 Stück	50	209
	Salzstangen, 5 Stück	20	84
	Salzsticks, 10 Stück	25	105
	San-Daniele-Schinken	264	1105
MV	Sanddorn, *Vollfrucht*, gesüßt, *Donath*, 1 EL	60	251
MV	Sanddorn, *Vollfrucht*, mit Bienenhonig, *Donath*, 1 EL	33	138
MV	Sanddorn, *Vollfrucht*, mit Fruchtzucker, *Donath*, 1 EL	31	130
MV	Sanddorn, *Vollfrucht*, ungesüßt, *Donath*, 1 EL	12	50
MV	Sanddorn-Wildfrucht, *Schneekoppe*, 1 EL	67	280
MV	Sanddornbeeren	103	431
F	*Sanella*	720	3014
	Sangria, 0,2 l	200	837
	Sangrita, 5 cl	15	63
	Sangrita picante, 5 cl	15	63
E	*Sanoghurt*, 1,5%, *Heirler*, 175 g	81	339
E	*Sanoghurt* mit Früchten, 1,5%, *Heirler*, 150 g	128	536
V	Sapote	125	523
V	Sapote, 1 Stück, 85 g	80	335
M	Sapotillapfel	89	373
	Sardellen	164	686
	Sardellenfilet in Öl, abgetropft, 1 Stück	10	42
	Sardellenpaste, 1 TL	21	88
	Sardinen (frisch)	135	565
V	Satsuma	48	201
V	Satsuma, 1 Stück, 40 g	13	54
V	Satsuma, 500 g Einkauf	156	653

S

Nw = Nährwerte: E = viel Eiweiß – bevorzugt essen F = viel Fett – vorsichtig essen
K = viele Kohlenhydrate – überlegt essen M = viele Mineralstoffe – bevorzugt essen
V = viele Vitamine – bevorzugt essen B = Ballaststoffe – gezielt essen

S

Nw		kcal	kJ
	Sauce Béarnaise, *Knorr*, 1 EL	44	184
	Sauce Bolognese, *Knorr*, 1 EL	11	46
	Sauce *Diable, Kraft*, 1 EL	76	318
	Sauce *Ideale, Knorr*, 1 EL	24	100
	Sauce Tartare, *Kraft*, 1 EL	74	310
	Saucen, *Tartex*, 1 EL i. D.	14	59
MV	Sauerampfer	27	113
	Sauerbraten fix, *Knorr*, 50 g	175	733
	Sauerbraten mit Eierspätzle, *Hipp-Diät*, 300 g	265	1125
V	Sauerkirsch-Diät-Nektar, *Schneekoppe*, 0,1 l	25	105
V	Sauerkirschen	60	251
V	Sauerkirschen, 500 g Einkauf	266	1113
	Sauerkirschen (Dose)	70	293
	Sauerkirschen (Glas), *Schneekoppe*	27	113
V	Sauerkirschensaft, *»leichter Genuss«, granini*, 0,1 l	25	105
K	Sauerkirschkonfitüre, 1 TL	27	113
	Sauerkirschkonfitüre mit Fruchtzucker, *Lihn*, 1 TL	14	59
V	Sauerkirsch-Nektar *»light«, Weight Watchers*	29	124
V	Sauerkirsch-Sirup, *Vitaborn*, 1 EL	58	243
V	Sauerkirschsüßmost, 0,2 l	120	502
	Sauerkonserven (Glas), *natreen* i. D.	18	75
VB	Sauerkraut	25	103
VB	Sauerkraut, Elsässer, *Hengstenberg*	66	276
VB	Sauerkraut, *Mildessa*	9	38
VB	Sauerkraut, Reform-, *Schneekoppe*	23	96
V	Sauerkrautsaft, *Rabenhorst*, 0,1 l	15	63
E	Sauermilch, 3,5%, 0,25 l	165	691
	Sauermilch, *Bio-Drink, Migros*, 0,2 l	106	444

Nw		kcal	kJ
	Sauerrahm, 10%, 0,1 l	126	527
	Sauerrahm, 10%, 1 EL	32	134
	Sauerrahm, extra, 18%	195	816
	Sauerrahm, extra, 18%, 1 EL	49	205
KB	Sauerteig-Bröd, *Wasa*, 1 Scheibe	39	163
	Saure Sahne, s. Sauerrahm		
E	Scampi	82	343
E	Scampi, 1 Schwanz, geschält, 10 g	8	34
E	Schabefleisch, Kalb	107	448
E	Schabefleisch, Rind	123	515
	Schabziger	210	879
	Schaffleisch, s. a. Lamm		
F	Schaffleisch, fett	381	1595
E	Schaffleisch, mager	199	833
	Schafkäse, 40% i. D.	360	1512
E	Schafkäse, Kaschkaval	346	1448
	Schafkäse, Pecorino	368	1540
F	Schafkäse, Ricotta	396	1658
	Schafmilch, 6%, 0,25 l	250	1047
	Schalotten	40	167
	Schaschlik-Sauce, *Nadler*, 1 EL	14	59
	Schaschlik-Sauce, *natreen*, 1 EL	9	38
	Schaschlik-Sauce, *Thomy*, 1 EL	25	105
	Schattenmorellen, *Sonnen*	101	423
	Schaumwein, s. a. Champagner, Sekt		
	Schaumwein, Asti Spumante, 0,1 l	82	343
	Schaumwein, Blanc Fussy Brut, 0,1 l	69	289
K	Schaumzucker	350	1465
F	*Scheibletten*, 45%, *Kraft*, 1 Scheibe, 20 g	64	268
	Scheibletten, »Kraft leicht«, 1 Scheibe, 20 g	44	184
E	Schellfisch	80	335
E	Schellfisch, 200 g Einkauf	90	377
E	Schellfisch, geräuchert	102	427
E	Schellfisch, geräuchert, 200 g Einkauf	122	511
	Schichtkäse, 10%	78	327
	Schichtkäse, 20%	98	410
F	Schichtkäse, Sahne-, 40%	152	636
E	Schill	93	389

Nw		kcal	kJ
E	Schill, 200 g Einkauf	97	406
	Schillerlocken	323	1352
F	Schillerlocken in Aspik, *Homann*, 200 g	458	1917
	Schillerlocken in Gelee, *Nadler*	142	594
F	Schimmelpilzkäse, 50% i. D.	370	1549
E	Schinken, gekocht	216	904
E	Schinken, gekocht, *Redlefsen*	130	544
F	Schinken, geräuchert, roh	396	1658
E	Schinken, Truthahn-, gekocht	126	527
	Schinken in Aspik mit Mixed Pickles, *Wiltmann*	101	423
F	Schinkenplockwurst i. D.	502	2101
	Schinkenplockwurst Extra, *»leicht & lecker«, Könecke*	302	1264
	Schinkenröllchen in Aspik, *Homann*, 200 g	664	2780
F	Schinkenrotwurst	400	1674
	Schinkensalat, *Weight Watchers*	124	540
	Schinken-Schmelzkäse, 45%, 62,5 g	188	787
F	Schinkenspeck	666	2788
	Schinkenwurst, *Redlefsen*	364	1524
F	Schlackwurst	433	1813
	Schlackwurst, *Redlefsen*	364	1524
	Schlag-fit, Dr. Oetker, zubereitet, 1 Beutel	308	1289
	Schlag-fit, Dr. Oetker, zubereitet, 1 EL	22	92
F	Schlagobers, 1 Portion	140	586
F	Schlagobers, 1 EL	16	67
F	Schlagobers, gesüßt, 1 EL	28	117
F	Schlagsahne, 1 Portion	140	586
F	Schlagsahne, 1 EL	16	67
F	Schlagsahne, gesüßt, 1 EL	28	117

Nw		kcal	kJ
	Schlagschaum, *Dr. Oetker*, zubereitet, 1 Packung	348	1457
	Schlagschaum, *Dr. Oetker*, zubereitet, 1 EL	22	92
E	Schleie	85	356
E	Schleie, 500 g Einkauf	170	712
	Schlemmer-Filet à la Bordelaise, Iglo TK, 200 g	358	1499
	Schlemmer-Filet Champignon, Iglo TK, 200 g	268	1122
	Schlemmerfilet Gourmet, Dr. Oetker TK, 200 g	340	1423
	Schlemmerfilet Parisienne, Dr. Oetker TK, 200 g	385	1612
KB	Schlosserbuben, 1 Stück	125	523
KB	Schlüferli, 1 Stück	95	398
KB	Schlüterbrot	286	1197
KB	Schlüterbrot, 1 Scheibe, 40 g	114	477
F	Schmalz (Schwein, Gans)	947	3964
F	Schmalz (Schwein, Gans), 1 EL	135	565
F	Schmalzfleisch (Dose)	535	2239
KF	Schmalzgebäck, 1 Stück	200	837
V	Schmalzsalat	16	67
F	Schmant, 24%, 0,1 l	256	1072
KB	Schmelzflocken, *Kölln*	399	1666
KB	Schmelzflocken, *Kölln*, 1 EL	40	167
E	Schmelzkäse, 20%	195	816
E	Schmelzkäse, 20%, 62,5 g	122	511
	Schmelzkäse, 30%	210	879
	Schmelzkäse, 30%, 62,5 g	130	544
	Schmelzkäse, 40%	260	1088
	Schmelzkäse, 40%, 62,5 g	163	682
	Schmelzkäse, 45%	282	1180
	Schmelzkäse, 45%, 62,5 g	176	737
F	Schmelzkäse, 50%	335	1402

Nw = Nährwerte: E = viel Eiweiß – bevorzugt essen F = viel Fett – vorsichtig essen
K = viele Kohlenhydrate – überlegt essen M = viele Mineralstoffe – bevorzugt essen
V = viele Vitamine – bevorzugt essen B = Ballaststoffe – gezielt essen

Nw		kcal	kJ
F	Schmelzkäse, 50%, 62,5 g	209	875
F	Schmelzkäse, 60%	340	1423
F	Schmelzkäse, 60%, 62,5 g	213	892
F	Schmelzkäse, 70%	390	1633
F	Schmelzkäse, 70%, 62,5 g	244	1021
E	Schmelzkäse, *Champignon, Leicht und schmeckt*	164	687
E	Schmelzkäse, *Champignon, Bayer. Brotzeit*	164	687
E	Schmelzkäse, *»Du darfst«* i. D.	180	753
E	Schmelzkäsescheiben, *»Du darfst«*	233	975
	Schnaps, s. einzelne Sorten		
	Schnecken	80	335
	Schnecken, *Lacroix*	67	282
E	Schnee-Rebhuhn	111	465
	Schnittkäse, *»Du darfst«* i. D.	288	1206
V	Schnittlauch, gehackt, 1 EL	2	8
V	Schnittlauch, TK, 1 Päckchen, 25 g	14	59
	Schöpsernes i. D.	320	1340
	Schokini-Keks, Bahlsen, 1 Stück	27	113
	Schoko-Dessert mit Kirschen, *natreen*, 125 g	58	243
	Schoko-Gebäck, *Drei Pauly*	478	2001
	Schoko-Geleetaler, *Sionon*	400	1674
K	Schokolade, alle Sorten, 1 Tafel i. D.	560	2344
K	Schokolade, bitter	551	2306
K	Schokolade, gefüllt	395	1653
K	Schokolade, Marzipan	510	2135
K	Schokolade, Nuß	580	2428
K	Schokolade, Vollmilch	563	2357
K	Schokolade, Alpenmilchcreme, Vollmilch, *Nestlé*	565	2365
K	Schokolade, Cappuccino, *Nestlé*	580	2428
K	Schokolade, Diabetiker-, *Schneekoppe* i. D.	546	2286
K	Schokolade, Fruchtzucker, *Holex*	580	2428
K	Schokolade, Fruchtzucker, Edelbitter, *Schneekoppe*	548	2294
K	Schokolade, Kokosnuß, *Nestlé*	625	2616
K	Schokolade mit Joghurtfüllung, *Milka*	576	2411
K	Schokoladen, *Sionon* i. D.	560	2344
K	Schokoladen, gefüllte, *Sionon* i. D.	583	2440
K	Schokolade, Vollmilch-Nuß, Diabetiker, *Schneekoppe*	567	2373
K	Schokolade, weiße, *Nestlé*	560	2344
	Schokoladen-Dessert *Galetta, Dr. Oetker*, 1 Portion	173	724
K	Schokoladengebäck, *Schneekoppe*	478	2001
	Schokoladengebäck, *Sionon*, 1 Stück	41	172
K	Schokoladenplätzchen, *Schwartau*, 75 g	330	1381
	Schokoladen-Pudding, 1 Portion	163	682
	Schokoladenpulver, *Sarotti*, 1 TL	20	84
	Schokoladen-Soße, *Dr. Oetker*, 2 EL	32	134
	Schokoladenstreusel, *Schwartau*	382	1599
FK	Schokoladen-Torte, BM, *Kraft*, 1 Stück	254	1063
K	*Schoko-Leibniz, Bahlsen*, 1 Stück	73	306
K	Schokolinsen	380	1591
	Schokolinsen, 4 Stück	24	100
FK	Schoko-Mandel-Kuchen, BM, *Kraft*, 1 Stück	178	745
	Schokopudding mit Sahne, *»Du darfst«*, 1 Becher, 125 g	98	410
	Schoko-Waffelblätter, *Fructusan*	521	2181
	Schoko-Wafflets, *Schneekoppe*	522	2185
E	Scholle	83	347
E	Scholle, 500 g Einkauf	230	963
	Scholle, gefüllt mit Champignons, *Iglo* TK, 150 g	185	774
E	Schollen-Filets, *Iglo* TK, 250 g	190	795

Nw		kcal	kJ
	Schollenpfanne *»Gärtnerin«, Iglo* TK, 350 g	220	921
	Schorle, weiß oder rot, 0,25 l	75	314
	Schottischer Graupentopf, Erasco, 1 Teller	128	536
	Schüblig, St. Galler, 1 Stück, 105 g	306	1281
KB	Schüttelbrot, *granoVita*	355	1486
	Schüttelshake, *Bärenmarke,* 1 Packung i. D.	170	712
	Schwämme (Pilze), s. a. einzelne Sorten		
	Schwämme (Pilze), getrocknet, 10 g	27	113
	Schwammerl i. D.	30	126
F	Schwartenmagen	248	1038
V	Schwarzer Johannisbeer-Nektar *»light«, Weight Watchers*	28	117
F	Schwarzgeräuchertes i. D.	396	1658
	Schwarzwälder Bauerntopf, *Lacroix*	56	236
M	Schwarzwurzelgemüse, *Rademann*	74	310
MV	Schwarzwurzeln	78	326
MV	Schwarzwurzeln, 1000 g Einkauf	436	1825
M	Schwarzwurzeln (Dose)	74	310
E	*Schwedenmilch, Heirler,* 0,25 l	160	670
	Schweden-Salat, Homann, 180 g	440	1842
	Schwedensalat, *Nadler*	284	1189
F	Schweinebacke	663	2775
F	Schweinebauch	450	1884
	Schweinebraten fix, Knorr, 50 g	190	795
	Schweinebraten *»Mein Leibgericht«, Iglo* TK, 225 g	232	971
	Schweinebraten mit Semmelknödel, *Hipp Leicht-Menü,* 300 g	281	1195
	Schweinebratensoße, *Maggi,* 1 EL	7	29
E	Schweinefilet	176	737
	Schweinefleisch, Bug, Schulter	250	1047

Nw		kcal	kJ
	Schweinefleisch, Bug, Schulter, 1000 g Einkauf	2120	8874
F	Schweinefleisch, Flomen (Bauchfett)	902	3776
	Schweinefleisch, Halsgrat, Kamm	308	1289
	Schweinefleisch, Halsgrat, Kamm, 1000 g Einkauf	2495	10444
	Schweinefleischpastete, *Wiltmann*	131	548
	Schweinefleisch, Schlegel, Keule	292	1222
	Schweinefleisch, Schlegel, Keule, 1000 g Einkauf	2628	11001
	Schweinegeschnetzeltes, Feines, *Hipp Leicht-Menü,* 300 g	278	1180
F	Schweinehaxe, hintere	314	1314
	Schweinehaxe, hintere, 1000 g Einkauf	2400	10046
	Schweinehaxe, vordere	271	1134
	Schweinehaxe, vordere, 1000 g Einkauf	1800	7535
R	Schweineherz	120	502
	Schweinehirn	132	553
F	Schweinekopf	527	2206
F	Schweinekopf, 1000 g Einkauf	3426	14341
F	Schweinekotelett, fett	358	1499
	Schweinekotelett, mager	258	1080
V	Schweineleber	147	615
	Schweinelunge	123	515
	Schweineniere	125	523
F	Schweineschmalz	947	3964
F	Schweineschmalz, 1 EL	142	594
E	Schweineschnitzel	195	816
F	Schweineschwarten, geräuchert	563	2357
	Schweinezunge	240	1005
	Schweinswürstchen, 1 Paar, 70 g	255	1067
E	Schwertfisch	127	532
E	Schweser	108	452
	Scotch Whisky, 40%, 4 cl	100	419
KB	*6-Korn-Flocken, Steinmetz*	340	1423

Nw = Nährwerte: E = viel Eiweiß – bevorzugt essen F = viel Fett – vorsichtig essen
K = viele Kohlenhydrate – überlegt essen M = viele Mineralstoffe – bevorzugt essen
V = viele Vitamine – bevorzugt essen B = Ballaststoffe – gezielt essen

S

Nw		kcal	kJ
	Seeaal, geräuchert	182	762
E	Seehecht	84	352
E	Seelachs	88	368
E	Seelachs, 200 g Einkauf	114	477
E	Seelachs, geräuchert	108	452
E	Seelachs, geräuchert, 200 g Einkauf	177	741
	Seelachs in Öl, abgetropft	162	678
E	Seelachsfilet TK, 1 Stück, 100 g	80	335
	Seelachsfilet in Champignonsoße, *Homann*, 300 g	249	1042
	Seelachs-Filet in Kräuter-Rahmsoße, *»Mein Leibgericht«, Iglo* TK, 200 g	176	737
	Seelachssalat, *Schlemmer-, Homann*, 150 g	563	2357
	Seeteufel	72	301
	Seeteufel, 200 g Einkauf	104	435
	Seewolf	96	402
E	Seezunge	90	377
E	Seezunge, 500 g Einkauf	325	1360
	Sekt, halbtrocken, 0,1 l	80	335
	Sekt, süß, 0,1 l	85	356
	Sekt, trocken, 0,1 l	74	310
	Selchkarré	260	1088
F	Selchspeck	858	3592
MV	Sellerie (Knolle)	40	167
MV	Sellerie (Knolle), 1000 g Einkauf	292	1222
MV	Sellerie (Staude)	21	88
MV	Sellerie (Staude), 500 g Einkauf	66	276
	Sellerie (Dose)	31	130
	Selleriesalat, *Kühne*	36	151
KB	Semmel, 1 Stück	136	569
KB	Semmelbrösel	352	1473
KB	Semmelbrösel, 1 EL	35	146
KB	Semmeli, 1 Stück, 60 g	172	720
	Semmelknödel, s. Knödel		
	Senf, Delikateß-, *Thomy*, 1 TL	10	42
	Senf, Dijon, *Thomy*, 1 TL	10	42
	Senf, scharf, *Thomy*, 1 TL	15	63
	Senf, Weißwurst-, *Thomy*, 1 TL	15	63

Nw		kcal	kJ
	Senffrüchte, 1 EL	29	121
	Senffrüchte, *Lacroix*	273	1150
	Senfgurken	24	100
	Senfsamen	544	2277
	Serbische Bohnensuppe, *Lacroix*	69	290
	Serbische Bohnen-Terrine, Sonnen, 425 g	394	1649
	Serbischer Reisteller, bionorm, 300 g	260	1088
	Serbischer Salat, *Nadler*	170	712
	Serbisches Reisfleisch, *Hipp-Diät*, 300 g	264	1119
B	*Sesam-Knabber-Krokant, Flügge*	455	1905
KB	Sesam-Knäcke-Brot, 1 Scheibe	40	170
KB	*Sesam-Mix mit Honig, granoVita*	576	2411
F	Sesamöl	925	3872
F	Sesamöl, 1 EL	83	347
F	Sesamsamen, 1 EL	90	377
	Sharonfrucht	88	368
	Sherry cream, 5 cl	77	322
	Sherry Creme-Dessert mit Schuß, *Dr. Oetker*, 1 Portion	170	712
	Sherry dry, 5 cl	58	243
	Sherry medium, 5 cl	65	272
	Sherry *Tio Pepe* Fino, 5 cl	49	205
	Shii-Take-Pilz	40	167
E	Shrimps, ausgelöst	105	440
	Side Car, 6 cl	130	544
	Silberzwiebeln	19	80
KB	*Simonsbrot*	248	1038
KB	*Simonsbrot*, 1 Scheibe, 40 g	100	419
K	Sirup, 1 EL	58	243
KB	*Slaenk-Brot*	217	908
KB	*Slaenk-Brot*, 1 Scheibe, 30 g	65	272
KB	*Slaenk-Toast*	247	1034
KB	*Slaenk-Toast*, 1 Scheibe, 25 g	62	260
	Slibovitz, 38%, 2 cl	60	251
KB	*Smacks, Kellogg's*, 40 g	160	670
K	*Smarties*, 10 Stück	60	251
	Snackburger, Homann, 1 Schale, 300 g	423	1771
K	*Snickers*, 1 Riegel, 60 g	293	1226
	Sodawasser	0	0
E	Sojabohnen (Dose), *Hensels*	100	419
EB	Sojabohnen, getrocknet	382	1599

Nw		kcal	kJ
	Sojabohnensprossen	26	104
	Sojabohnensprossen (Dose)	35	146
E	Soja-Brätlinge, *Naturana*	480	2009
KB	Sojabrot, *Bösen*	245	1026
KB	Sojabrot, *Bösen,* 1 Scheibe, 40 g	98	410
	Sojacrème, neutral, *Nuxo*	51	213
E	Sojaflocken	469	1963
E	Sojaflocken, 1 EL	47	197
E	Soja-Gulasch, *grano-Vita,* 1 Portion, 200 g	246	1030
E	Soja-Gulasch, *Vegetabiles, Tartex*	97	406
E	Sojakäse	76	318
E	Sojamalt, *Hensels*	395	1653
E	Sojamehl	469	1963
E	Sojamehl, 1 EL	70	293
E	Sojamehl, entfettet	362	1515
E	Sojamehl, entfettet, 1 EL	55	230
	Sojamilch, 0,1 l	36	151
F	Sojaöl	917	3839
F	Sojaöl, 1 EL	83	347
E	Sojapflanzenfleisch, *Hensels*	205	858
	Sojasoße, salzig, 1 EL	10	42
	Sojasoße, süß, 1 EL	20	84
	Sojasprossen-Salat, *granoVita*	222	929
E	Soja-Wienerle, *granoVita*	371	1553
E	Soja-Würstchen, *granoVita*	208	871
	Sommerquark, Elite, Magerstufe, 200 g	210	879
KB	Sonnenblumenbrot, *Bösen*	258	1080
KB	Sonnenblumenbrot, *Bösen,* 1 Scheibe, 40 g	103	431
F	Sonnenblumenkerne	524	2193
F	Sonnenblumenkerne, 1 TL, 25 g	80	335
F	Sonnenblumenöl	928	3885
F	Sonnenblumenöl, 1 EL	84	352
	Sonntagsbrötchen, BM, *Kraft, Knack & Back,* 1 Stück	122	511

Nw		kcal	kJ
	Soßen (zu verschiedenen Fleischgerichten), *Maggi,* 1 EL i. D.	8	33
	Soßen, Instant, *Dr. Oetker,* 1 EL i. D.	15	63
	Soßenbinder, Maggi (Pulver), 1 EL	36	150
	Spaghetti Bolognese, *Hipp Leicht-Menü,* 300 g	287	1215
	Spaghetti Bolognese, *Weight Watchers* TK, 350 g	287	1215
	Spaghetti Funghi, *Hipp Leicht-Menü,* 300 g	265	1125
K	Spaghetti mit Fleischklößchen, *Sonnen,* 1 Dose, 580 g	515	2156
K	Spaghetti Napoli, *bionorm,* 1 Packung, 300 g	275	1151
	Spaghetti *Napoli-fix, Maggi,* 1 Beutel	185	774
	Spaghetti, roh	390	1632
	Spaghettisoße, 1 EL	20	84
MV	Spargel	26	109
MV	Spargel, 500 g Einkauf	96	402
MV	Spargel (Dose)	19	80
	Spargelcremesuppe, *Alevita,* 1 Teller	105	440
	Spargelcreme-Suppe, *Knorr,* 1 Beutel	330	1381
	Spargelcreme-Suppe, *Lacroix*	78	328
	Spargelsuppe (Beutel), 1 Teller i. D.	60	251
	Spargelsuppe (Dose), 1 Teller i. D.	110	460
KB	*Special K, Kellogg's,* 1 Portion, 40 g	152	636
F	Speck, durchwachsen	658	2754
F	Speck, fett	858	3592
K	Speisestärke	353	1478
K	Speisestärke, 1 TL	18	75
K	Spekulatius	495	2072
	Spekulatius mit Fruchtzucker, *Drei Pauly,* 1 Stück	27	113
MV	Spinat	27	113
MV	Spinat, 1000 g Einkauf	240	1005
MV	Spinatsaft, 0,1 l	13	54

Nw = Nährwerte: E = viel Eiweiß – bevorzugt essen F = viel Fett – vorsichtig essen
K = viele Kohlenhydrate – überlegt essen M = viele Mineralstoffe – bevorzugt essen
V = viele Vitamine – bevorzugt essen B = Ballaststoffe – gezielt essen

Nw		kcal	kJ
V	Spitzkohl	25	105
V	Spitzkohl, 1000 g Einkauf	193	808
	Sport-Cola, *Vorlo*, 0,2 l	80	335
F	Sprotten	231	967
F	Sprotten, geräuchert	260	1088
	Squash	56	234
V	Stachelbeeren	40	167
K	Stärkemehl	360	1507
K	Stärkemehl, 1 TL	18	75
E	Stangenkäse, 10%	192	804
	Starkbier, 0,5 l	327	1369
K	Staubzucker	350	1465
K	Staubzucker, 1 EL	70	293
K	Staubzucker, 1 TL	20	84
V	Staudensellerie	21	88
V	Staudensellerie, 500 g Einkauf	66	276
	Steaklets, Western Art, Iglo TK, 1 Stück	162	678
	Steak-Soße, *Lacroix*	78	328
	Steckrüben	46	192
	Steckrüben, 1000 g Einkauf	381	1595
E	Steinbeißer	96	402
E	Steinbeißer, geräuchert	135	565
E	Steinbeißer, geräuchert, 200 g Einkauf	218	913
	Steinbuscherkäse, 45%	361	1511
E	Steinbutt	90	377
E	Steinbutt, 500 g Einkauf	205	858
KB	*Steinmetzbrot*	254	1063
KB	*Steinmetzbrot*, 1 Scheibe, 40 g	102	427
E	Steinpilze	34	142
E	Steinpilze, 500 g Einkauf	135	565
E	Steinpilze, getrocknet, 10 g	28	117
	Steinpilz-Consommé, *Lacroix*	17	73
	Steinpilz-Hefebrühe, *Vitam*, 1 Teller	31	130
	Steinpilzrahm-Suppe, *Lacroix*	85	358
	Steinpilzsuppe, *Knorr*, 1 Teller	60	251
E	Stelzen	107	448
V	Stielmus	11	46
E	Stockfisch	372	1557
E	Stockfisch, 1000 g Einkauf	2380	9963
	Straßburger Salat, *Nadler*	280	1172
	Streichfein, Brotaufstriche, *Heirler* i. D.	267	1118
	Streuwürze, ½ TL	3	13
KB	Studentenfutter, 50 g	240	1005
F	Stuttgarter Leberkäs	368	1540
	Südwein, s. a. einzelne Sorten		
	Südwein, 5 cl i. D.	70	293
	Sülzkotelett, *Redlefsen*	86	360
	Sülzwurst i. D.	322	1348
	Süsette (Cyclamat)	0	0
	Süssli	197	825
V	Süßmost, s. a. einzelne Sorten		
	Süßmost, 0,2 l i. D.	160	670
	Sugo, Vegetabiles, *Tartex*	124	519
K	Sukkade	276	1155
KB	Sultaninen	296	1239
KB	Sultaninen, 1 EL	28	109
	Suppen, s. a. einzelne Sorten		
	Suppen, gebunden (Beutel), 1 Teller i. D.	70	293
	Suppen, gebunden (Dose), 1 Tasse i. D.	70	293
	Suppen, kalo-arm, 1 Teller i. D.	40	167
	Suppen, klare (Dose), 1 Tasse i. D.	50	209
	Suppen-Drink, Hühnersuppe mit Nudeln, *Maggi*, 1 Tasse	25	105
	Suppen-Drink, Rindfleischsuppe mit Croutons, *Maggi*, 1 Tasse	35	147
	Suppen-Drink, Tomatensuppe, *Maggi*, 1 Tasse	70	293
V	Suppengemüse, *Dr. Oetker* TK	45	188
V	Suppengrün, 1 Bund i. D.	50	209
V	Suppengrün, *Dr. Oetker* TK, 1 Packung, 75 g	30	126
	Suppenhuhn	274	1147
	Suppenhuhn, 100 g Einkauf	2000	8372
	Suppenwürze, *Cenovis*, 1 EL	9	38
	Surelli, Migros, 0,2 l	36	151
F	Surspeck	450	1884
	Szegediner Gulasch, *Hipp-Diät*, 300 g	277	1172

T

Nw		kcal	kJ
	Tabasco	0	0
M	Tafeltrauben	72	301
	Tafelwasser	0	0
	Tagliatelle in Sahnesoße, *Dr. Oetker* TK, 1 Packung	320	1381
F	Talg, Hammel-	789	3314
F	Talg, Rinder-	920	3851
K	*Tam,* Waffel-Karamel-Riegel, *Bahlsen,* 1 Stück	152	636
V	Tamarillo	50	209
V	Tamarillo, 1 Stück, 80 g	40	167
KB	Tamarinde	236	988
MV	Tangerinen	48	201
MV	Tangerine, 1 Stück, 50 g	20	84
MV	Tangerine, 500 g Einkauf	195	816
K	Tapioka	366	1532
K	Tapioka, 1 EL	54	226
F	*Tartare,* Käse	391	1637
E	Tatar	126	527
	Tatar-Sauce, *Unox,* 1 EL	70	293
E	Taube	102	427
E	Taube, 1 Stück, 250 g	130	544
KB	*Teddys, Dr. Oetker*	381	1595
	Tee	0	0
	Teegrog, 0,2 l	240	1005
	Teelikör, 35%, 2 cl	52	218
	Teepunsch, 0,2 l	240	1005
F	Teewurst i. D.	382	2018
	Teewurst, *»Du darfst«*	310	1298
	Teewurst, *Weight Watchers*	321	1343
K	Teigwaren, gekocht (= 30 g roh)	117	490
K	Teigwaren, roh	390	1632
	Tequila, 40%, 2 cl	48	201
	Teufelssalat, Homann, 1 Becher, 180 g	227	950
	Texaspfanne, Erasco, 300 g	573	2398
	Thousand Island, Dressing, *Kraft,* 1 EL	40	167
F	Thüringer Blutwurst	425	1779
	Thüringer Rotwurst, kalo-arm, *Rademann*	128	536
E	Thunfisch, frisch	242	1013
E	Thunfisch, naturell, *Abba's,* Dose, 150 g	125	523
	Thunfisch in Öl	304	1273
	Thunfisch in Öl, abgetropft	250	1047
	Thunfischsalat *»Du darfst«*	182	762
	Thunfischsalat, *Nadler*	367	1536
	Thymian	0	0
	Ti, Bahlsen, 1 Stück, 5 g	25	105
	Tic Tac, 1 Stück	2	8
E	Tiefseehummer	89	373
E	Tilsiter, 20%	253	1059
	Tilsiter, 30%	285	1193
	Tilsiter, 45%	372	1557
E	Tintenfisch	79	331
	Tintenfischringe, paniert, *Eismann* TK	190	795
	Tiramisu, *Ehrmann,* 1 Becher, 100 g	238	1000
	Tiroler-Cake, Migros, 1 Scheibe, 25 g	122	511
	Tiroler Klößchen-Suppe, *Feinschmecker, Knorr,* 1 Teller	100	419
	Tiroler Krautsalat, *Hengstenberg*	39	163
	Toastbrot, s. a. einzelne Sorten		
K	Toastbrot	250	1047
K	Toastbrot, 1 Scheibe, 30 g	75	314
K	Toastscheiben, *Weight Watchers*	253	1060
F	*Toast-Scheibletten,* 45%, *Kraft,* 1 Stück, 20 g	64	268
K	Toffee, 1 Stück	25	105
K	*Toffifee,* 1 Stück	44	184
V	Tofu	81	339
	Tokaji Aszu, 3buttig, 5 cl	62	260
	Tokaji Aszu, 4buttig, 5 cl	85	356
	Tokayer, 5 cl	80	335
MV	Tomate	21	88
MV	Tomate, 1 Stück, 50 g	11	46

Nw = Nährwerte: E = viel Eiweiß – bevorzugt essen F = viel Fett – vorsichtig essen
K = viele Kohlenhydrate – überlegt essen M = viele Mineralstoffe – bevorzugt essen
V = viele Vitamine – bevorzugt essen B = Ballaststoffe – gezielt essen

T

Nw		kcal	kJ
MV	Tomate, 1000 g Einkauf	199	833
M	Tomaten (Dose)	21	88
	Tomaten-Consommé, *Lacroix*	17	70
	Tomatencreme-Suppe, *Lacroix*	72	303
	Tomatencremesuppe (Beutel), *Maggi,* 1 Teller	90	377
	Tomatenketchup	120	502
	Tomatenketchup, 1 EL i. D.	30	126
	Tomatenmark, 1 EL	23	96
	Tomatenpaprika (Glas)	25	105
V	Tomatensaft, 0,1 l i. D.	21	88
	Tomatensoße, gebunden, 1 EL	13	54
	Tomaten-Spread, *Vitam,* 1 EL	25	105
	Tomatensuppe (Beutel), 1 Teller	71	297
	Tomatensuppe (Dose), 1 Tasse	75	314
	Tomatensuppe provençale, *Lacroix*	30	126
	Tomato al Gusto mit Champignons, 1 Packung	170	721
	Tomato al Gusto mit Kräutern, 1 Packung	250	1047
	Tomato al Gusto mit Zwiebeln, 1 Packung	120	502
	Tom Collins (5 cl Gin), 0,25 l	195	816
	Tonic Water, *Schweppes,* 0,2 l	72	301
	Tonic Water, *Schweppes light,* 0,2 l	24	50
	Top Energie, Dextrosegetränk, 200 ml	115	481
E	Topfen, mager	78	327
E	Topfen, mager, 1 EL	23	96
E	Topfen, 20%	116	486
E	Topfen, 20%, 1 EL	35	147
F	Topfen, 40%	167	699
F	Topfen, 40%, 1 EL	50	209
	Topinambur	79	331
	Top Lemon, *Aproz,* 0,2 l	90	377
KB	*Torellis, Dr. Oetker*	402	1683
V	Torfbeeren	48	201
V	Torfbeeren, 500 g Einkauf	221	925

Nw		kcal	kJ
K	Torte Sacher Art, BM, *Dr. Oetker,* 1 Stück	316	1323
	Tortelett, 1 Stück, 25 g	125	523
	Tortelett mit Fruchtzucker, *Drei Pauly,* 1 Stück	100	419
	Tortellini, *Lacroix*	89	376
	Tortellini al forno, *McCain* TK, 400 g	593	2483
	Tortellini in Sahne-Sauce, *Dr. Oetker* TK, 1 Packung	912	3818
	Tortellini Provencale, *Maggi »du Chef«,* 1 Packung	578	2420
K	Tortenboden, Biskuit, *Bahlsen,* 1 Stück, 175 g	595	2491
F	Tortencreme, zubereitet, *Dr. Oetker,* für 1 Torte	2115	8853
K	Tortenguß mit Zucker und Wasser für 1 Torte	200	837
K	Torten-Hilfe (Quark-Sahne-Torte), *Dr. Oetker,* 1 Packung	893	3738
K	Tourist, Schokolade	531	2223
	Tragant, 10 g	3	13
E	Trappistenkäse, 20%	265	1109
	Trappistenkäse, 40%	385	1612
MV	Traubensaft, frisch gepreßt, 0,2 l	138	578
MV	Traubensaft, rot und weiß, 0,2 l	142	636
K	Traubenzucker, 1 EL	40	167
K	Traubenzucker, 1 Täfelchen, 5 g	20	84
	Treets, 1 Tüte, 40 g	201	841
	Treets, 5 Stück	60	251
K	*Tresella,* Schokoladestengel, *Migros,* 1 Stück, 50 g	292	1222
V	*Trink 10* – Multivitaminsaft, *Dr. Koch's,* 0,1 l	54	226
	Trinkbranntwein, 39%, 2 cl i. D.	40	167
	Trinkmilch, 3,5%, 0,25 l	165	691
	Trinkmolke Dry, *Heirler,* 0,2 l	48	201
	Tri-Top, trinkfertig, 0,2 l	80	335
	Trockenbeerenauslese, 0,1 l i. D.	126	529
F	Trockeneigelb	714	2989
E	Trockeneiweiß	379	586

Nw		kcal	kJ
	Trockenhefe	343	1436
	Trockenhefe, 7 g	25	105
	Trockenkartoffeln	360	1507
E	Trockenmagermilch-Pulver, 1 EL	37	155
	Trockenobst, s. einzelne Sorten		
B	Trockenpflaumen, kalifornische, entkernt	257	1076
B	Trockenpflaumen, kalifornische, entkernt, 1 Stück	25	105
V	Trockenpflaume, *Vollfrucht, Donath,* 1 EL	26	109
E	Trockenrogen (Dorsch)	118	494
F	Trockenvollei	613	2566
	Trockenvollmilch-Pulver, 1 EL	50	209
	Tropic-Cocktail, Dr. Oetker TK	50	209
KB	*Tropic-Müsli, Dr. Oetker*	388	1624
E	Trüffel	56	234
	Trüffelkonfekt, 1 Stück	70	293
	Truthahn, s. a. Pute		
E	Truthahn	163	682
E	Truthahn, 1000 g Einkauf	1197	5011
	Truthahn in Currysoße, *Hipp Leicht-Menü,* 300 g	316	1340
	Truthahn-Bierschinken, *Höhenrainer*	135	567
	Truthahn-Bratwurst, *Höhenrainer*	281	940
E	Truthahnbrust, gefüllt, *Schloß Stetten*	196	820
E	Truthahnbrust, geräuchert	123	515
	Truthahnbrust, zart geräuchert, *Höhenrainer*	121	508
	Truthahn-Cordon bleu, *Schloß Stetten*	142	594
	Truthahn-Fleischaspik, *Höhenrainer*	78	327
E	Truthahnfleisch in Aspik, *Gutfried* i. D.	102	427
	Truthahn-Fleischkäse, *Gutfried*	200	837
	Truthahn-Fleischkäse, *Höhenrainer*	255	1071
	Truthahn-Gewürzrotwurst, *Höhenrainer*	130	546
	Truthahn-Knacker, *Höhenrainer*	228	957
	Truthahn-Krakauer i. D.	249	1042
	Truthahn-Krakauer, *Höhenrainer*	135	567
	Truthahn-Kräuterfleischwurst, *Höhenrainer*	141	592
	Truthahn-Leberkäs, *Höhenrainer*	150	620
	Truthahn-Leberwurst, *Höhenrainer*	336	1386
	Truthahn-Mortadella, *Höhenrainer*	136	571
	Truthahnoberkeule, geräuchert, *Höhenrainer*	124	508
	Truthahn-Oberkeulen-Rollbraten, *Schloß Stetten*	162	678
	Truthahn-Paprikabrust, *Höhenrainer*	102	428
E	Truthahn-Pastete, *Gutfried*	169	707
	Truthahn-Regensburger, *Höhenrainer*	195	819
	Truthahn-Schinkenaspik, *Höhenrainer*	78	327
	Truthahn-Stadtwurst, *Höhenrainer*	195	819
	Truthahn-Toastschinken, *Höhenrainer*	117	491
	Truthahnunterkeule, *Höhenrainer*	124	537
	Truthahn-Weißwurst, *Höhenrainer*	224	940
	Truthahn-Wurstaspik, *Höhenrainer*	105	441
K	*Tuc, De Beukelaer,* 1 Stück	23	96
K	Türkischer Honig	385	1612
K	Türkischer Honig mit Nuß	445	1863
E	TVP (Textured Vegetable Proteine), geweicht	100	419

Nw = Nährwerte: E = viel Eiweiß – bevorzugt essen F = viel Fett – vorsichtig essen
K = viele Kohlenhydrate – überlegt essen M = viele Mineralstoffe – bevorzugt essen
V = viele Vitamine – bevorzugt essen B = Ballaststoffe – gezielt essen

U

Nw		kcal	kJ
KF	Überguß	560	2344
V	Ugli	40	167
V	Ugli, 1 Stück, 200 g	65	272
	Underberg, 44%, 2,0 cl	49	205
	Ungarischer Salat, *Nadler*	320	1340

V

Nw		kcal	kJ
	Vademecum Gum, 1 Stück	3	13
	Valoval-Frischkäse, *Kraft*	175	733
	Valpolicella, 0,25 l i. D.	175	733
	Vanille-Dessert, *natreen,* 1 Becher, 125 g	58	243
	Vanillepudding, 1 Portion	150	628
K	Vanillezucker, 1 Päckchen	32	134
E	Vegetabile Brotaufstriche, 25 g i. D.	60	251
E	Vegetarische Spießchen mit Sauce, *Tartex*	102	427
K	Veilchen-Pastillen, 5 Stück	13	54
	Velemint ohne Zucker, 1 Stück	9	38
	Veltliner, Grüner, 0,25 l	154	645
E	Velveta, 20%, 62,5 g	120	502
	Velveta, 30%, 62,5 g	131	548
F	Velveta, 45%, 62,5 g	188	787
	Vichyssoisse, *Lacroix*	77	325
KB	*Viele-Früchte-Müsli, Kellogg's,* 1 Portion, 40 g	144	603
KB	4-Korn-Fertigmehl, *Steinmetz*	340	1423
	Vin de Pays, rot, 0,25 l i. D.	190	795
	Vin de Pays, weiß, 0,25 l i. D.	160	672
V	*Vitaborn C,* 0,1 l	54	226
F	*Vitagen,* Vollreform, Pflanzenfett	900	3767
F	*Vitagen,* Vollreform, Pflanzenfett, 1 EL	135	565
	Vitalzin, Migros, 2 TL	42	176
MV	*Vitam-R*-Hefe-Extrakt	190	795
MV	*Vitam-R*-Hefe-Extrakt, 1 EL	19	80
B	*Vitanova*-Brot für Diabetiker, *Studt*	197	825
F	*Vitaquell*	720	3014
	Vitaquell, Halbkalorie	370	1549
F	*Vitaquell*-Distelöl	830	3474
F	*Vitaquell*-Distelöl, 1 EL	125	523
F	*Vitaquell 60,* Vollöl-Margarine	720	3014
F	*Vitaquell 60,* Vollöl-Margarine, 1 EL	108	452
F	*Vitaquell, Vollreform,* Sonnenblumenöl	830	3474
F	*Vitaquell, Vollreform,* Sonnenblumenöl, 1 EL	125	523
F	*Vitazell,* Diät-Margarine	720	3014
F	*Vitazell,* Diät-Margarine, 1 EL	108	452
	Vivil ohne Zucker, 1 Stück	6	25
MV	Vogerlsalat	21	88
KB	Vollkornbiskuits, Gerste-Malz, *Migros*	480	2009
KB	Vollkornbiskuits, Sesam-Nuß, *Migros*	521	2181
	Vollkornblätterteig, *Iglo* TK	455	1905
KB	Vollkornbrot	239	1000
KB	Vollkornbrot, 1 Scheibe, 40 g	96	402
	Vollkorn-Diät-Quark mit Früchten, *Ehrmann,* 100 g	110	460
KB	Vollkorn-Früchtebrot, *Studt*	255	1067
KB	Vollkorn-Haferflocken, *Knorr*	390	1633
KB	Vollkorn-Knäckebrot, *Alevita,* 1 Scheibe	30	126
KB	Vollkorn-Knäckebrot, *Wasa,* 1 Scheibe	44	184
	Vollkorn-Nudel-Auflauf mit Gemüse und Schinken, *Pfanni* TK, 1 Packung	400	1205
KB	Vollkornnudeln, Frisch-Ei-, *Birkel,* gekocht (30 g roh)	129	540
KB	Vollkornnudeln, Frisch-Ei- *Birkel,* roh (= 30 g gekocht)	430	1800
KB	Vollkornschrot, Roggen-, *Studt*	338	1415

Nw		kcal	kJ
KB	Vollkorntoast, *Bösen*	295	1235
KB	Vollkorntoast, *Bösen*, 1 Scheibe, 30 g	89	373
	Vollmilch, 3,5%, 0,25 l	165	691
	Vollmilch aus Pulver, *Nestlé*, 0,25 l	156	653
	Vollmilch-Desserts mit Sahne, *Dr. Oetker*, 1 Portion, 125 g i. D.	160	670
F	Vollrahm, 35%, 0,1 l	330	1381
F	Vollrahm, 35%, 1 EL	43	179
B	*Vollweizen-Gel, Dr. Kousa,* 1 Tagesration = 5 Portionen	1105	4626
	Vorzugsmilch, 4%, 0,25 l	170	712

W

Nw		kcal	kJ
	Wacholderschnaps, 32%, 2 cl	42	176
V	Wachsbohnen	27	113
	Wachsbohnen (Dose)	22	92
E	Wachtel	103	431
E	Wachtel, 1 Stück, 100 g i. D.	50	209
	Wackelix-Fruchtpudding, *Elite,* 1 Becher, 125 g	75	314
	Wackelpeter, 1 Portion, 125 g	80	335
K	Waffeletten, Bahlsen, 1 Packung, 75 g	398	1666
E	Waffelmischung i. D.	495	2072
	Waffelröllchen, *Sionon,* 1 Stück	25	105
	Waffeltüte, 1 Stück	40	167
	Waldhonig	305	1277
	Waldhonig, 1 TL	30	126
	Waldorfsalat, *»Du darfst«*	225	942
	Waldorf-Salat, *Nadler*	246	1030
	Waldorf-Salat, *Weight Watchers*	108	450
E	Walfleisch	134	561
FE	Waller	175	733
FE	Waller. 200 g Einkauf	209	875
F	Walliser Raclettekäse, 52%	401	1679

Nw		kcal	kJ
KB	Walliser Roggenbrot	222	929
FB	Walnüsse	705	2951
FB	Walnüsse, 500 g Einkauf	1516	6346
FB	Walnüsse, 8 Kerne	105	439
FB	Walnüsse, kalifornische	670	2805
FK	Walnüsse, karamelisiert	456	1909
F	Walnußöl	925	3872
F	Walnußöl, 1 EL	83	347
F	Wammerl	658	2754
	Wasserkastanien	75	314
	Wassermelone	24	100
F	Wassermelonenkerne	580	2428
K	Weggli, 1 Stück, 60 g	191	800
K	Weichselkonfitüre, 1 TL	27	113
	Weichselkonfitüre, kaloarm, 1 TL	14	59
MV	Weichseln	60	251
MV	Weichseln, 500 g Einkauf	266	1113
	Weichseln (Dose)	70	293
	Wein, s. einzelne Sorten: Dessertwein, Diabetikerwein, Roséwein, Rotwein, Weißwein		
KB	Weinbeeren, getrocknet	296	1239
E	Weinbergschnecken	80	335
EF	Weinberg-Schnecken, Elsässer Art, *Eismann* TK, 12 Stück	310	1298
	Weinbergschneckensuppe, *Jensen's,* 1 Tasse	60	251
	Weinbergschneckensuppe, *Lacroix*	72	314
	Weinbrand, 38%, 2 cl	49	205
K	Weinbrandbohnen, 1 Stück	50	209
K	Weinbrandkirschen, 1 Stück	60	251
	Weinessig, 1 EL	4	17
K	Weingummi, 5 Stück, ca.	70	293
V	Weinkraut, *Mildessa*	9	38
	Weinschorle, rot oder weiß, 0,25 l	75	314
V	Weintrauben	72	301
V	Weintrauben, 1000 g Einkauf	691	2893
	Weißbier, 0,5 l	200	837

Nw = Nährwerte: E = viel Eiweiß – bevorzugt essen F = viel Fett – vorsichtig essen
K = viele Kohlenhydrate – überlegt essen M = viele Mineralstoffe – bevorzugt essen
V = viele Vitamine – bevorzugt essen B = Ballaststoffe – gezielt essen

W

Nw		kcal	kJ
K	Weißbrötchen, 1 Stück, 50 g	136	569
K	Weißbrot	260	1088
K	Weißbrot, 1 Scheibe, 30 g	78	327
	Weißdorn, *Vollfrucht-, Donath,* 1 EL	14	59
V	Weiße Rüben	20	86
V	Weiße Rüben, 1000 g Einkauf	138	578
	Weißkohl, s. Weißkraut		
MV	Weißkraut	25	105
MV	Weißkraut, 1000 g Einkauf	193	808
	Weißkrautsalat, *Nadler*	179	749
	Weißlacker, 45%	362	1515
	Weißwein, dt., Beerenauslese, 0,25 l i. D.	233	976
K	Weißwein, deutsch, Eiswein, 0,25 l i. D.	320	1340
	Weißwein, deutsch, halbtrocken, 0,25 l i. D.	183	766
	Weißwein, deutsch, Mittelrhein, Riesling, trocken, 0,25 l	142	594
	Weißwein, deutsch, Mosel/Saar, Riesling, trocken, 0,25 l	125	523
	Weißwein, deutsch, Rheinpfalz, Riesling, 0,25 l	189	791
	Weißwein, deutsch, Spätlese, 0,25 l i. D.	188	787
	Weißwein, deutsch, trocken, 0,25 l i. D.	150	630
	Weißwein, franz., Burgund, 0,25 l i. D.	164	687
	Weißwein, franz., Elsaß, 0,25 l i. D.	170	714
	Weißwein, franz., Sauternes, 0,25 l	200	837
	Weißwein, ital., Chardonnay, 0,25 l	175	733
	Weißwein, ital., Frascati, 0,25 l	165	691
	Weißwein, ital., Pinot grigio, 0,25 l	153	640
	Weißwein, ital., Soave, 0,25 l	160	670
	Weißwein, österreich., Gewürztraminer, Steiermark, 0,25 l	140	586
	Weißwein, österreich., Gumpoldskirchner, 0,25 l	220	921
	Weißwein, schweiz., Aigle, 0,25 l i. D.	160	670
	Weißwein, schweiz., Fendant, 0,25 l	167	699
	Weißwein, schweiz., Johannisberg, 0,25 l	174	728
	Weißwein, *Schneekoppe,* 0,25 l	175	733
	Weißweincreme, *Dr. Oetker,* 1 Portion	208	871
F	Weißwurst, 1 Stück, 60 g	183	766
	Weißwurst-Senf, *Thomy,* 1 TL	15	63
KB	Weizen, ganzes Korn	363	1519
	Weizenbier, 0,5 l	200	837
	Weizenbier, alkoholfrei, *Waitzinger,* 0,5 l	110	460
KB	*Weizen-Bröd, Wasa,* 1 Scheibe	39	163
	Weizendiät, *Dr. Ritters*	390	1633
	Weizendiät, *Dr. Ritters,* 1 Portion, 40 g	156	653
KB	Weizenflocken	350	1465
KB	Weizenflocken, 1 EL	26	109
KB	Weizengrieß	370	1549
K	Weizenin, *Maizena*	350	1465
K	Weizenin, *Maizena,* 1 EL	53	222
KB	Weizenkeimbrot, *Lieken*	213	892
KB	Weizenkeimbrot, *Lieken,* 1 Scheibe, 40 g	85	356
KB	Weizenkeime, *Dr. Ritters*	394	1649
KB	Weizenkeime, *Dr. Ritters,* 1 EL	40	167
KB	Weizenkeim-Nudeln, *Halfinger*	370	1549
F	Weizenkeimöl	925	3872
F	Weizenkeimöl, 1 EL	83	347
B	Weizenkleie, *Dr. Kousa*	152	636
B	Weizenkleie, *Dr. Kousa,* 1 EL	8	33
B	Weizenkleie-Tabletten, *Dr. Kousa,* 1 Stück	9	38
K	Weizenmehl, *Schnitzer*	363	1520
K	Weizenmehl, Type 405	368	1540
K	Weizenmehl, T. 1050, *Steinmetz*	340	1423
KB	Weizenmischbrot, 1 Scheibe, 40 g	104	435
KB	Weizenschrot	344	1440
KB	Weizenschrotbrot	250	1047
KB	Weizenschrotbrot, 1 Scheibe, 40 g	100	419
KB	Weizenschrot-Zwieback, *Demeter*	420	1758

Nw		kcal	kJ
KB	Weizenschrot-Zwieback, 1 Stück	42	176
K	Weizenstärke	368	1540
K	Weizenstärke, 1 EL	55	230
KB	Weizenvollkornbrot	241	1009
KB	Weizenvollkornbrot, 1 Scheibe, 40 g	96	402
	Weizenvollkorn-Schnitte Karotte/Apfel, *Dr. Oetker,* 1 Packung	414	1733
	Weizenvollkorn-Schnitte Paprika/Zucchini, *Dr. Oetker,* 1 Packung	386	1616
FK	Wels	175	733
FK	Wels, 200 g Einkauf	209	875
	Wermut, süß, 5 cl	85	356
	Wermut, trocken, 5 cl	57	239
	Whiskey, Bourbon, 40%, 4 cl	115	481
	Whiskey, Irish, 40%, 4 cl	115	481
	Whisky, Malt, 43%, 4 cl	120	504
	Whisky, Scotch, 40%, 4 cl	100	419
	Whisky Sour, 5 cl	160	670
	White Lady, 6 cl	190	795
	Wiener Becher, *chambourcy,* 125 g	150	628
K	Wiener Böden, *Bahlsen,* 400 g	1420	5944
	Wiener, Diät-Fleischzubereitung, *Nuxo*	185	774
	Wiener Gulaschsuppe, *Lacroix*	62	261
	Wiener Würstchen, 1 Paar, 70 g	208	871
	Wild, s. einzelne Arten		
	Wild-Consommé, *Lacroix*	20	85
E	Wildente	124	519
	Wildfond	11	48
E	Wildgans	124	519
E	Wildgeflügel i. D.	111	465
	Wild-Pâté, *Lacroix*	373	1575
E	Wildschwein	113	473
E	Wildschwein, 1000 g Einkauf	883	3696
	Wildsuppe, *Lacroix*	57	240
K	*Winny,* Schokogebäck, *Bahlsen,* 1 Stück	22	92

Nw		kcal	kJ
B	Wirsing	30	126
B	Wirsing, 1000 g Einkauf	216	904
B	Wirz	30	126
B	Wirsing, 1000 g Einkauf	216	904
B	Wirz	30	126
	Wittling	72	301
	Wodka, 40%, 2 cl	45	188
E	Wolfsbarsch	89	374
V	Wollmispel	95	398
	Wollwurst	290	1214
V	*Wonni,* Vollfruchtzubereitung, *Donath,* 1 EL	27	113
	Worcestershiresauce, 1 Würzdosis	2	9
	Worcestershiresauce, *Lacroix,* 1 TL	4	17
K	Würfelzucker	394	1649
	Würfelzucker, 1 Stück	12	50
	Wurst, Würstchen, s. a. einzelne Sorten		
	Wurstbrät, Kalb	287	1202
F	Wurstbrät, Schwein	364	1524
	Würstchen (Dose) i. D.	243	1017
	Würstchen, *»Du darfst«*	200	837
MV	Wurzeln	41	172
MV	Wurzeln, 1000 g Einkauf	308	1289
	Wurzelwerk	25	105
	Würz-Hacksteaks, *Iglo* TK, 1 Stück	327	1369
MV	Würzhefe, 1 EL	35	147
	Würz-Ketchup, *Kraft,* 1 EL	44	184
E	Würzquark, 20%, *Elite,* 1 EL	28	117

X Y

Nw		kcal	kJ
	Xylit, 10 g	40	167
K	Yamsmehl	317	1327
	Yamswurzel (Dose)	140	586
K	*Yoghurette*	585	2449

Z

Nw		kcal	kJ
E	Zander	94	393
E	Zander, 200 g Einkauf	92	385
	Zartes Gartengemüse, *Rademann*	80	335

Nw = Nährwerte: E = viel Eiweiß – bevorzugt essen F = viel Fett – vorsichtig essen
K = viele Kohlenhydrate – überlegt essen M = viele Mineralstoffe – bevorzugt essen
V = viele Vitamine – bevorzugt essen B = Ballaststoffe – gezielt essen

Nw		kcal	kJ
	Z Zaziki, *Nadler*	148	620
	Zazikisalat, *Nadler*	237	992
KB	10-Frucht-Müsli, *Dr. Oetker*, 1 Portion, 40 g	150	628
V	Zeller	40	167
	Zibärtli, 42%, 2 cl	42	176
	Ziege	161	674
	Ziege, 1000 g Einkauf	1304	5458
F	Ziegenkäse i. D.	390	1633
E	Ziegenlamm	127	532
E	Ziegenlamm, 1000 g Einkauf	1001	4190
	Ziegenmilch, 0,25 l	185	774
	Ziegenweichkäse, 45%, *Heirler*, 1 Packung, 125 g	386	1616
	Zigeuner-Hacksteak mit Gemüse, *Hipp-Diät*, 300 g	276	1167
	Zigeuner-Klößchen, *Dr. Oetker* TK, 6 Stück	304	1273
	Zigeuner-Sauce, *Thomy*, 1 EL	23	96
	Zigeunertopf, *Homann*, 300 g	249	1042
K	Zitronat	276	1155
V	Zitrone, 1 Stück, 80 g	20	84
K	Zitronen-Creme-Schnitten, BM, *Dr. Oetker*, 1 Stück	318	1331
	Zitronenessig, 1 EL	1	4
K	Zitronengelee, 1 TL	31	130
K	Zitronenglasur, *Schwartau*	605	2533
K	Zitronenkuchen, *Bahlsen*	480	2009
K	Zitronen-Kuchen, BM, *Kraft*, 1 Stück	162	678
V	Zitronensaft, 1 EL	3	13
V	Zitronensaft, 1 TL	1	4
	Zitronensorbet, *Migros*	115	481
	Zitronenwasser, 0,2 l	95	398
	Zucchini	28	117
	Zucchini, 500 g Einkauf	99	414
	Zucchini-Topf mit Vollkorn in Crème fraîche, *Iglo* TK, 1 Packung	603	2524
	Zucker, s. a. einzelne Sorten		
K	Zucker	394	1649
K	Zucker, 1 EL	79	331
K	Zucker, 1 TL	26	109
	Zuckeraustauschstoff	400	1674
	Zuckererbsen	55	230
	Zuckergurken	112	469
K	Zuckerl, 1 Stück	20	84
	Zuckermais	103	431
V	Zuckermelone	52	218
K	Zuckerrübensirup, *Heirler*, 1 EL	51	123
	Zürcher Geschnetzeltes mit Spätzle, *Hipp-Diät*, 300 g	280	1187
	Zukrinet	0	0
F	Zunge, geräuchert, Aufschnitt	385	1612
	Zunge, Kalb	134	561
	Zunge, Rind	223	933
	Zunge, Schwein	240	1005
F	Zungenwurst i. D.	380	1591
F	Zungenwurst, *Herta*	353	1478
V	Zwetschgen	62	260
V	Zwetschgen, 500 g Einkauf	292	1222
K	Zwetschgenknödel, *Iglo* TK, 1 Stück	90	377
K	Zwetschgenmus, 1 TL	23	96
	Zwetschgenwasser, 40%, 2 cl	60	251
V	Zwetschken	62	260
K	Zwieback	400	1674
K	Zwieback, 1 Stück	40	167
KB	Zwieback, Vollkorn, *Wasa*, 1 Stück	55	230
KB	Zwieback, Weizenschrot, 1 Stück	42	179
	Zwiebel	40	167
	Zwiebel, 1 Stück	20	84
	Zwiebeln, geröstet, *Thomy*, 1 Beutel, 40 g	190	795
	Zwiebelrohr, grünes	38	159
	Zwiebelsauce, französische, *Maggi*, 1 Beutel	140	586
	Zwiebelsuppe, *Lacroix*	44	185
F	Zwiebelwurst, gekochte, *Herta*	473	1980

Essen außer Haus

Kalorien-/Joule-Angaben in der folgenden Tabelle

Ich habe Gaststättengerichte, die Kuchen aus Bäckereien, den selbstgebackenen Christstollen und die hausgemachten Nachtische, die man bei Freunden ißt, mit ihren Werten in diesen Tabellen aufgeführt. So können Sie in etwa auch kalkulieren, was Sie essen, wenn Sie nicht die Kalorienzahl eines Gerichts über die Zutaten präzise ausrechnen können. Beachten Sie, daß ich »in etwa« geschrieben habe. Diese Angaben sind nur Anhaltswerte! Die Portion ist so berechnet wie in üblichen Kochbüchern und nach den Richtwerten der Lebensmittelmengen für eine Person, die die »Deutsche Gesellschaft für Hauswirtschaft e. V.« errechnet hat. Zum Teil habe ich mich bei der Berechnung auch an die Rezepte großer Kantinen gehalten. Es ist mir klar, daß man mit diesen Werten keine exakte Abnehm-Diät einhalten kann. Sie sind aber sehr nützlich für jeden, der nicht die Kontrolle über das, was er ißt, verlieren möchte. Bitte beachten Sie:

- Auf den folgenden Seiten stehen nur In-etwa-Angaben.
- In der Kantine, im Restaurant oder bei Freunden lieber weniger essen, wenn man abnehmen möchte!

A

Nw		kcal	kJ
	Aal mit Rührei, 1 Portion	420	1758
K	Amerikaner, 1 Stück	240	1005
K	Apfel im Schlafrock, 1 Stück	460	1926
	Apfelkompott, 1 Portion	120	502
K	Apfelkrapfen, 1 Stück	170	712
K	Apfelkuchen, gedeckt, 1 Stück	420	1758
	Apfelküchle, 1 Stück	135	565
	Apfelmus, 1 Portion	120	502
KF	Apfelpfannkuchen, 1 Stück	550	2302
KF	Apfelstrudel, Blätterteig, 1 Stück	600	2512
K	Apfelstrudel, Strudelteig, 1 Stück	565	2365
	Apfeltasche, heiß, *McDonald's*, 1 Stück	300	1256
	Apfeltasche, 1 Stück	270	1130
	Aprikosenkompott, ½ Früchte	97	406
	Automatensuppe, Creme-, 1 Becher	40	167
	Automatensuppe, klar, 1 Becher	10	42
FE	Avocadohälfte, mit Krabben gefüllt	375	1570

B

Nw		kcal	kJ
KF	Backhendl, Wiener, 1 Portion	570	2386
KB	Backobstkompott, 1 Portion	200	837
K	Baguette, 1 Stück, 150 g	390	1633
KB	Baked Beans, 1 Portion	650	2721
MV	Baked Potato, 1 Stück, 200 g	138	578
MV	Baked Potato mit 2 EL saurer Sahne, 1 Stück, 200 g	200	837
	Bauernfrühstück, 1 Portion	450	1884
K	Baumkuchen, 1 Portion	360	1507
E	Beefsteak-Tatar, angemacht, 1 Portion	330	1381
K	Berliner Pfannkuchen, 1 Stück	210	879
	Beuschel, 1 Portion	400	1675
K	Bienenstich, 1 Stück	390	1633
K	Big, Sam's Quick, 1 Stück	367	1536
K	Big Mäc, 1 Stück	550	2310
K	Big Wendy, 1 Stück	425	1779
VB	Bircher-Benner-Müsli, 1 Portion	260	1088
K	Birne »Helene«, 1 Portion	400	1674
K	Biskuitrolle mit Creme, 1 Stück	350	1465
K	Biskuitrolle mit Marmelade, 1 Stück	200	837
K	Blätterteigpastete mit Ragout fin, 1 Stück	375	1570
V	Blattspinat, gedünstet, 1 Portion	120	502
	Blaubeerkompott, 1 Portion	160	670
F	Bockwurst, 1 Stück, 120 g	350	1465
V	Bohnengemüse, 1 Portion	130	544
V	Bohnensalat, 1 Portion	110	460
FE	Bollito misto, 1 Portion	1200	5442
	Bouillabaisse, 1 Portion	500	2093
	Bouillon mit Ei, 1 Tasse	120	502
E	Brathähnchen, ½ Stück	350	1465
F	Bratkartoffeln mit Butter, 1 Portion	300	1256
F	Bratkartoffeln mit Öl, 1 Portion	330	1381
F	Bratwurst (Kalb), 1 Stück, 150 g	430	1800
F	Bratwurst (Schwein), 1 Stück, 150 g	545	2281
	Bremer Fischfrikadelle, *Nordsee*, 1 Stück	333	1394
V	Broccoligemüse, 1 Portion	130	544
K	Brötchen mit Butter, ½ Stück	110	460
K	Brötchen mit Butter und Honig, ½ Stück	140	586
K	Brötchen mit Butter und Käse, 30%, ½ Stück	170	712
K	Brötchen mit Butter und Lachsschinken, ½ Stück	140	586
KF	Brötchen mit Butter und Leberwurst, ½ Stück	210	879
	Brombeerkompott, 1 Portion	165	691
	Brotsuppe, 1 Teller	250	1047

Nw		kcal	kJ
K	Buchteln, 1 Stück	235	984
E	Bündner Fleisch, 1 Portion, 75 g	200	837
	Bulette, gebraten, 1 Stück	275	1151
F	Butter, Hotelpackung, 20 g	155	652
	Butterbrot, 1 Scheibe	180	753
KF	Buttercremetorte, 1 Stück	450	1884
K	Butterkuchen, 1 Stück	285	1193
K	Butterzopf, 1 Scheibe	215	900

C

Nw		kcal	kJ
	Café au lait, ohne Zucker, 1 Tasse	80	335
	Café au lait, mit 2 Stück Zucker, 1 Tasse	120	502
F	Camembert, gebacken, 1 Portion	530	2219
K	Cannelloni, 1 Portion	600	2512
	Cappuccino, 2 Stück Zucker, 1 Tasse	60	251
	Cevapčići, 1 Portion	300	1255
E	Champignons, in Butter geschmort, 1 Portion	180	753
	Charlotte russe, 1 Portion	370	1549
E	Châteaubriand, 1 Portion, 200 g	550	2300
	Cheeseburger, 1 Stück	310	1298
	Chef-Salat, 1 Portion	322	1348
	Chicken McNuggets, 6 Stück	287	1201
MV	Chicoréesalat, mit Essig und Öl, 1 Portion	120	502
	Chinakohlgemüse, 1 Portion	170	712
	Chinakohlsalat, Essig und Öl, 1 Portion	155	649
K	Christstollen, 1 Scheibe, 60 g	264	1105
K	Club Sandwich, 1 Stück	700	2930
	Consommé, 1 Tasse	15	63
	Cordon bleu, 1 Portion	500	2093
	Creme Caramel, 1 Portion	260	1088
K	Cremeschnitte, 1 Stück	450	1884
FK	Cremetorte, 1 Stück	500	2093
	Crêpe, 1 Stück	140	586
	Crêpes Suzette, 1 Portion	520	2177
F	Currywurst, 1 Stück	650	2721

D

Nw		kcal	kJ
K	Dampfnudeln mit Vanillesoße, 1 Portion	770	3223
KB	Dörrobstkompott, 1 Portion	200	837
K	Double Hamburger, 1 Stück	325	1360

E

Nw		kcal	kJ
K	Eclair mit Cremefüllung, 1 Stück	260	1088
	Eierfrittaten, 1 Stück	200	837
	Eier im Glas, 2 Stück	170	712
	Eierpfannkuchen, 1 Stück	200	837
	Eiersalat, 1 Portion	350	1465
	Eierstich, 1 Portion	45	188
K	Eierteigwaren, Beilage, 1 Portion	234	980
	Einbrennsuppe, 1 Teller	100	419
	Eis mit heißen Himbeeren, 1 Portion	260	1088
F	Eisbecher mit Sahne und Früchten, 1 Becher	400	1674
MV	Eisbergsalat, mit Essig und Öl, 1 Portion	120	502
	Eiscreme-Soda, 1 Portion	415	1737
	Eiskaffee, Berliner, 1 Portion	160	670
	Eiskaffee, Wiener, 1 Portion	260	1088
	Eisschokolade, 1 Portion	240	1005
MV	Endiviensalat, mit Essig und Öl, 1 Portion	120	502
K	Englischer Kuchen, 1 Scheibe	300	1256

Nw = Nährwerte: E = viel Eiweiß – bevorzugt essen F = viel Fett – vorsichtig essen
K = viele Kohlenhydrate – überlegt essen M = viele Mineralstoffe – bevorzugt essen
V = viele Vitamine – bevorzugt essen B = Ballaststoffe – gezielt essen

Nw		kcal	kJ
F	Entenbraten, 1 Portion	720	3014
E	Entrecôte double, 1 Portion, 200 g	230	1680
K	Erbspüree, 1 Portion	400	1674
	Erdbeeren mit flüssiger Sahne, 1 Portion	230	963
	Erdbeeren mit Schlagsahne, 1 Portion	170	712
K	Erdbeerkuchen (Mürbteig), 1 Stück	250	1047
K	Erdbeerroulade, 1 Stück	360	1507
K	Erdbeertörtchen, 1 Stück	375	1570

F

Nw		kcal	kJ
	Falscher Hase, 1 Portion	470	1967
E	Fasan, gebraten, 1 Portion	530	2219
K	Fastnachtskrapfen, 1 Stück	210	879
MV	Feldsalat, mit Essig und Öl, 1 Portion	95	398
MV	Fenchelgemüse, 1 Portion	100	419
E	Filet Wellington, 1 Portion	465	1946
E	Filetsteak, 200 g	310	1298
	Fischfilet, Kabeljau, paniert gebraten, 1 Portion	300	1256
	Fischfilet, Seelachs, paniert gebraten, 1 Portion	320	1340
	Fischfrikadelle, 1 Stück	110	460
	Fischmäc, 1 Stück	448	1875
	Flädlesuppe, 1 Teller	100	419
	Fleischbrühe, 1 Teller	30	126
	Fleischfondue mit Soßen, 1 Portion	850	3558
F	Fleischkäse, warm, 1 Portion	400	1675
	Fleischlaibchen, 1 Stück	275	1151
	Fleischpflanzl, 1 Stück	275	1151
FB	Florentiner, 1 Stück	300	1256
	Fondue chinoise, 1 Portion	500	2093
E	Forelle blau mit Butter, 1 Stück, 250 g	350	1465
E	Forelle Müllerin, 1 Stück, 250 g	450	1884
E	Forellenfilet mit Meerrettichsahne, 1 Portion	210	879
K	Frankfurter Kranz, 1 Stück	620	2595
	Frikadelle, gebraten, 1 Stück	275	1151
	Frittaten, 1 Stück	200	837
	Frittatensuppe, 1 Teller	100	419
KB	Früchtebrot, 1 Scheibe	110	460
KB	Früchtekuchen, 1 Scheibe	180	753

G

Nw		kcal	kJ
F	Gänsebraten, 1 Portion	800	3349
	Gänseklein, 1 Portion	600	2512
	Gazpacho, 1 Teller	190	795
	Geflügelsalat, 1 Portion	350	1465
	Gemischtes Eis, 1 Portion	240	1005
V	Gemüse, gebunden (Beilage), 1 Portion	180	753
V	Gemüse, in Butter (Beilage), 1 Portion	100	419
V	Gemüsesuppe, 1 Teller	350	1465
	Gerstenkaffee, 1 Tasse	3	13
	Goldbarschfilet, paniert gebraten, 1 Portion	360	1509
K	Grießbrei, 1 Teller	330	1381
K	Grießflammeri, 1 Portion	350	1465
	Grießklößchen, 1 Stück	50	209
	Grießnockerl, 1 Stück	50	209
KF	Grießschmarrn, 1 Portion	520	2302
E	Grillhähnchen, ½ Stück	260	1088
B	Grünkohl mit Kasseler, 1 Portion	870	3642
FB	Grünkohl mit Pinkel, 1 Portion	1200	5023
MV	Gschwellti, 1 Stück	87	364
K	Guglhupf, 1 Stück	435	1821
	Gulasch, 1 Portion, i. D.	500	2093
	Gulaschsuppe, 1 Teller	350	1465
	Gurkensalat, mit Sahne, 1 Portion	112	469

H

Nw		kcal	kJ
	Hackbraten mit Soße, 1 Portion	410	1716
	Hackfleischsoße, 1 Portion	360	1507

Nw		kcal	kJ
E	Hähnchen, gegrillt, ½ Stück	260	1088
E	Halve Hahn, 1 Stück	340	1423
	Ham and Eggs, 1 Portion	380	1591
	Hamburger, 1 Stück	260	1088
F	Hamburger Aalsuppe, 1 Teller	700	2930
K	Hamburger Royal, 1 Stück	427	1787
	Handkäs mit Musik, 1 Portion	176	737
	Happy Mäc Shake, 1 Portion	320	1344
	Hasenpfeffer, 1 Portion	480	2009
E	Hasenrücken, 1 Portion	420	1758
K	Hefeteilchen mit Guß, 1 Stück	175	733
K	Hefezopf, gefüllt, 1 Scheibe	205	858
	Heidelbeerkompott, 1 Portion	160	670
K	Heidesandplätzchen, 1 Stück	55	230
E	Heilbutt, gegrillt, 1 Portion	320	1340
K	Himbeerkuchen, (Biskuit), 1 Stück	200	837
K	Himbeersahneroulade, 1 Stück	340	1423
F	Himmel und Erde, 1 Portion	890	3726
	Hirn mit brauner Butter, 1 Portion	480	2009
E	Hirschsteak, 1 Portion	525	2198
	Hollandaise, 1 EL	110	460
K	Honigkuchen, 1 Stück	245	1026
K	Hot Dog, 1 Portion	480	2009

I J

Nw		kcal	kJ
	Irish Coffee (4 cl Whisky), 1 Portion	200	837
	Jägerschnitzel, 1 Portion	475	1988
	Jungfernbraten, 1 Portion	550	2302

K

Nw		kcal	kJ
	Käsebrot, 1 Stück	380	1591
F	Käsefondue, 1 Portion mit Brot	1200	5023
K	Käsekuchen, 1 Stück	410	1716
KF	Käsesahnetorte, 1 Stück	435	1821
K	Käsetoast mit Schinken, 1 Stück	300	1256
K	Käsetoast mit Tomate, 1 Stück	230	963
	Kaffee mit Kondensmilch, 1 Tasse	20	84
	Kaffee mit Kondensmilch und 2 Stück Zucker, 1 Tasse	60	251
	Kaffee mit 1 EL Milch und 1 TL Zucker, 1 Tasse	29	121
	Kaiser-Melange, 1 Portion	185	774
KF	Kaiserschmarrn, 1 Portion	550	2302
E	Kalbsbraten, 1 Portion	300	1256
	Kalbsbrust, gefüllt, 1 Portion	595	2491
	Kalbsfrikassee, 1 Portion	480	2009
	Kalbsgulasch, 1 Portion	430	1800
	Kalbshaschee, 1 Portion	480	2009
E	Kalbshaxe, gebraten, 1 Portion	350	1465
E	Kalbsleber, Berliner Art, 1 Portion	300	1256
E	Kalbsschnitzel, natur, fritiert, 1 Stück, 125 g	160	670
E	Kalbsschnitzel, natur, gebraten, 1 Stück, 125 g	250	1047
	Kalbsschnitzel, paniert, fritiert, 1 Stück, 125 g	450	1884
	Kalbsschnitzel, paniert, gebraten, 1 Stück, 125 g	480	2009
E	Kalbssteak, 1 Stück, 125 g	230	963

Nw = Nährwerte: E = viel Eiweiß – bevorzugt essen F = viel Fett – vorsichtig essen
K = viele Kohlenhydrate – überlegt essen M = viele Mineralstoffe – bevorzugt essen
V = viele Vitamine – bevorzugt essen B = Ballaststoffe – gezielt essen

Nw		kcal	kJ
	Kalbszunge in Kapernsoße, 1 Portion	410	1716
	Kanarienmilch, 1 EL	14	59
	Karamelcreme, 1 Portion	265	1109
MV	Karotten, Beilage, 1 Portion	150	628
E	Karpfen blau mit Butter, 1 Portion	550	2302
	Karpfen, gebacken, 1 Portion	610	2553
MV	Kartoffel in Folie, 1 Stück, 200 g	138	578
	Kartoffelbrei, hausgemacht, 1 Portion	150	628
	Kartoffelkroketten, hausgemacht, 1 Stück	130	544
	Kartoffelküchlein, 1 Stück	75	314
	Kartoffelsalat, klar, 1 Portion	270	1130
F	Kartoffelsalat mit Mayonnaise, 1 Portion	490	2051
F	Kartoffelsuppe mit Wurst, 1 Teller	610	2553
	Kasseler Rippenspeer mit Sauerkraut, 1 Portion	560	2344
K	Kirschenmichel, 1 Portion	450	1884
K	Kirschkuchen, versunken, 1 Stück	250	1047
KB	Kletzenbrot, 1 Scheibe	190	795
K	Knöpfli, 1 Portion	200	837
K	Königinpastetchen, 1 Stück	375	1570
	Königsberger Klopse mit Soße, 1 Portion, 4 Stück	420	1758
K	Königskuchen, 1 Stück	410	1716
K	Kopenhagener Schnecken, 1 Stück	200	837
MV	Kopfsalat mit Joghurt, 1 Portion	60	251
MV	Kopfsalat mit Öl, 1 Portion	100	419
	Kosakenblut, 1 Portion	205	858
F	Krabbencocktail, 1 Portion	300	1256
K	Kräppelchen, 1 Stück	210	879
K	Krapfen, 1 Stück	210	879
V	Krautsalat, 1 Portion	260	1088
	Krensoße, 1 EL	75	314

L

Nw		kcal	kJ
F	Labskaus, 1 Portion	820	3433
E	Lammchops, gegrillt, 2 Stück, 160 g	490	2051
K	Lasagne, 1 Portion	1200	5023
F	Leberkäs, warm, 1 Portion	400	1674
	Leberknödelsuppe, 1 Teller	320	1340
F	Leberwurst (zum Heißmachen), 1 Ring	950	3977
K	Lebzelten, 1 Stück	125	523
V	Leipziger Allerlei, 1 Portion	200	837
K	Liebesknochen, 1 Stück	265	1109
KB	Linsensuppe mit Wurst, 1 Teller	900	3767
K	Linzer Torte, 1 Stück	500	2093
	Lungenhaschee, 1 Portion	400	1674

M

Nw		kcal	kJ
K	Marmorkuchen, 1 Stück	295	1235
F	Matjesfilet, Hausfrauenart, 1 Portion	685	2867
	McDonald's Menue (6 Chicken McNuggets, Chef-Salat mit Haus-Dressing, 0,25 l Coke light)	638	2671
	Meerrettichsahne, 1 EL	40	167
	Meerrettichsoße, 1 EL	75	314
K	Mehlklöße, 1 Stück	220	921
	Melone mit Schinken, 1 Portion	210	879
	Milchkakao, 1 Tasse	195	816
	Milchshake, Vanille, 0,3 l	389	1628
E	Mixed Grill, 1 Portion	350	1465
KF	Mokkacremetorte, 1 Stück	450	1884
KF	Mohnstollen, 1 Stück	360	1507
KF	Mohntorte, 1 Stück	310	1298
K	Mohrenkopf mit Sahne, 1 Stück	240	1005
K	Mousse au chocolat, 1 Portion	240	1005

Nw		kcal	kJ
	N		
K	Napfkuchen, 1 Stück	380	1591
E	Naturschnitzel, 1 Stück, 125 g	250	1047
K	Nidelwähe, 1 Stück	260	1088
	Nieren, geschnetzelt, 1 Portion	450	1884
	Nizza-Salat, 1 Portion	270	1130
K	Nudeln, Beilage, 1 Portion	195	820
K	Nürnberger Lebkuchen, 1 Stück	125	523
K	Nußkuchen, 1 Stück	390	1633
K	Nußplätzchen, 1 Stück	100	419
K	Nußtorte, 1 Stück	410	1716
	O		
K	Obstkuchen (Biskuitteig), 1 Stück	200	837
K	Obstkuchen (Hefeteig), 1 Stück	200	837
K	Obstkuchen (Mürbeteig), 1 Stück	250	1047
K	Obstkuchen (Rührteig) 1 Stück	250	1047
KF	Obstsahnetorte, 1 Stück	360	1507
V	Obstsalat, 1 Portion	150	628
V	Obstsalat mit Kirschwasser, 1 Portion	207	866
K	Obsttörtchen mit Sahne, 1 Stück	380	1590
K	Obsttorte, 1 Stück	310	1298
	Omelett von 1 Ei	104	435
	Omelett von 2 Eiern, mit Spargel	300	1256
	Omelette surprise, 1 Portion	400	1674
	P		
K	Palatschinken, gefüllt, 1 Stück	370	1549
	Paprikaschnitzel, 1 Portion	410	1716
K	Petits fours, 1 Stück	90	377
K	Pfannkuchen, 1 Stück	200	839
K	Pfeffernüsse, 1 Stück	35	147
E	Pfeffersteak, 1 Stück, 200 g	315	1319
	Pfirsich-Melba, 1 Portion	340	1423
	Pflaumenkompott, 1 Portion	115	481
K	Pflaumenkuchen, 1 Stück	370	1549
	Pharisäer, 1 Tasse	265	1109
	Pichelsteiner, 1 Portion	490	2051
E	Pilzragout, 1 Portion	305	1277
K	Pizza, hausgemacht, 1 Portion	650	2721
K	Pizza, Imbiß, 1 Stück	250	1047
K	Plunderhörnchen, gefüllt, 1 Stück	250	1047
	Pommes frites, 1 Portion	330	1381
K	Porridge, englisch, 1 Portion	400	1674
K	Prinzregententorte, 1 Stück	395	1653
E	Pute mit Soße, 1 Portion	640	2679
	Q		
E	Quarkauflauf mit Obst, 1 Portion	265	1109
K	Quarkkuchen, 1 Stück	410	1716
K	Quarkstollen, 1 Scheibe	300	1256
K	Quarktorte, 1 Stück	435	1821
K	Quiche Lorraine, 1 Stück	300	1256
K	Quiche Tatar, 1 Stück	180	753
	R		
F	Raclette, 1 Portion	815	3412
V	Radicchiosalat, 1 Portion	110	460
E	Räucherlachs, 1 Portion, 100 g	195	816

Nw = Nährwerte: E = viel Eiweiß – bevorzugt essen F = viel Fett – vorsichtig essen
K = viele Kohlenhydrate – überlegt essen M = viele Mineralstoffe – bevorzugt essen
V = viele Vitamine – bevorzugt essen B = Ballaststoffe – gezielt essen

Nw		kcal	kJ
	Ragout fin, überbacken, 1 Portion	250	1047
V	Rahmspinat, 1 Portion	115	481
V	Ratatouille, 1 Portion	260	1088
E	Rehrücken, 1 Portion	675	2826
K	Rehrücken (Kuchen), 1 Stück	420	1758
K	Reis, gekocht, 1 Portion	190	795
K	Reis Trautmannsdorff, 1 Portion	390	1633
F	Remoulade, 1 EL	150	628
	Rhabarberkompott, 1 Portion	215	900
K	Rhabarberkuchen (Mürbeteig), 1 Stück	295	1235
	Rindergulasch, 1 Portion	450	1884
	Rindfleischsuppe mit Einlage, 1 Teller	70	293
	Rindsroulade, geschmort, 1 Portion	630	2637
EF	Roastbeef, kalt, mit Remoulade, 1 Portion, 100 g	350	1465
E	Roastbeef, warm, mit Soße, 1 Portion, 200 g	420	1758
K	Rodonkuchen, 1 Stück	250	1047
	Rösti, 1 Portion	340	1423
	Röstkartoffeln, 1 Portion	300	1256
K	Roggenburger (Kochlöffel), 1 Stück	414	1733
K	Rohrnudeln, 1 Stück	260	1088
B	Rosenkohl, 1 Portion	77	322
	Rote-Bete-Salat, 1 Portion	80	335
	Rote Grütze, 1 Portion	310	1298
	Rote-Rüben-Salat, 1 Portion	80	335
K	Rüblitorte, Schweizer, 1 Stück	350	1465
	Rührei mit Schinken, 1 Portion	450	1884
	Rühreier, 1 Portion	250	1046
K	Rührkuchen, 1 Stück	220	921
E	Rumpsteak mit Fettrand, 1 Portion, 150 g	560	2344
F	Russische Eier, 1 Portion	400	1674

S

Nw		kcal	kJ
K	Sachertorte, 1 Stück	300	1256
	Salat Niçoise, 1 Portion	270	1130
K	Salzburger Nockerl, 1 Portion	400	1674
MV	Salzkartoffeln, 1 Portion	140	586
	Samtsoße, 1 Portion	160	670
K	Sandkuchen, 1 Scheibe	260	1088
	Sauce béarnaise, 1 Portion	220	921
	Sauce hollandaise, 1 Portion	345	1444
	Sauce vinaigrette, 1 Portion	190	795
	Sauerbraten, Hamburger, 1 Portion	410	1716
	Sauerbraten, Rheinischer, 1 Portion	500	2093
V	Sauerkraut, 1 Portion	250	1047
K	Savarin mit Erdbeeren, 1 Stück	320	1340
EF	Scampi mit Remoulade, 1 Portion	300	1256
E	Scampi, gebacken, mit Sauce Tatar, 1 Portion	380	1591
	Schaschlik, 1 Spieß	320	1340
K	Schaumrollen, 1 Stück	310	1298
K	Schillerlocke, Gebäck, gefüllt, 1 Stück	310	1298
	Schinkenbrot, 1 Stück	325	1360
K	Schinken-Käse-Hörnchen, 1 Stück	420	1758
F	Schlachtplatte mit Sauerkraut, 1 Portion	1500	6279
F	Schlagsahne, 1 Portion	140	586
F	Schnecken mit Butter, 6 Stück	250	1047
K	Schnecken, gefülltes Gebäck, 1 Stück	270	1129
	Schokoladengetränk, 0,25 l	257	1076
K	Schokoladenkonfekt, 1 Stück	100	419
K	Schokoladentorte, 1 Stück	400	1674
E	Scholle mit Speck, 1 Portion	525	2198
K	Schwarzwälder Kirschtorte, 1 Stück	350	1465
K	Schwarzweiß-Gebäck, 1 Stück	70	293
E	Schweinebraten, Aufschnitt, mager, 1 Portion, 150 g	350	1465
	Schweinebraten mit Soße, 1 Portion	760	3181
	Schweinegulasch, 1 Portion	750	3140

Nw		kcal	kJ
	Schweinekotelett, natur, 1 Portion, 125 g	440	1842
	Schweinekotelett, paniert, 1 Portion, 125 g	570	2386
	Schweineschnitzel, natur, gebraten, 1 Portion, 125 g	330	1381
	Schweineschnitzel, paniert, gebraten, 1 Portion, 125 g	590	2470
F	Schweinshaxe, bayerisch, 1 Portion	655	2742
F	Schweinswürstchen, 1 Paar, 70 g	255	1067
F	Schweizer Wurstsalat, 1 Portion	530	2219
	Seelachs-Filet, paniert gebraten, 1 Portion	500	2093
	Seezunge, paniert gebraten, 1 Portion	500	2093
E	Seezungenfilets in Weißwein, 1 Portion	390	1633
MV	Selleriesalat, 1 Portion	150	628
K	Semmelknödel, 1 Stück	165	691
	Sorbet (verschiedene Früchte), 1 Portion	200	840
K	Spätzle, 1 Portion	200	837
K	Spaghetti Bolognese, 1 Portion	650	2721
K	Spaghetti mit Tomatensoße, 1 Portion	550	2302
MV	Spargel mit Butter, 1 Portion	275	1151
	Spiegeleier, 2 Stück	250	1046
F	Spiegeleier, auf Speck, 2 Stück	380	1591
V	Spinat, 1 Portion	120	502
K	Springerle, 1 Stück	40	167
K	Spritzgebäck, 1 Stück	45	188
K	Spritzkuchen, 1 Stück	130	544
	Stachelbeerkompott, 1 Portion	200	837
K	Stollen, 1 Scheibe, 60 g	264	1105
K	Streuselkuchen, 1 Stück	300	1256
K	Striezel, 1 Stück	200	837
	Sugo mit Fleisch, 1 Portion	360	1507
	Suppen, gebunden, 1 Teller	300	1256
	Suppen, klar, mit Einlage, 1 Teller	200	837
F	Surhaxe mit Sauerkraut, 1 Portion	850	3558
	Szegediner Gulasch, 1 Portion	480	2009

T

Nw		kcal	kJ
E	Tafelspitz, 1 Portion	320	1340
E	Tatar, angemacht, 1 Portion	330	1381
E	Taube, gefüllt, 1 Stück	320	1340
	Tee mit Kandis, 1 Tasse	20	84
	Tee mit 1 EL Milch, 1 Tasse	10	42
	Tee mit 1 TL Zitrone, 1 Tasse	2	8
	Tee mit 1 TL Zucker, 1 Tasse	19	79
K	Teigwaren, Beilage (= 60 g roh), 1 Portion	234	980
K	Teigwaren, Hauptgericht (= 100 g roh), 1 Portion	390	1633
	Tellerfleisch, 1 Portion	445	1863
	Thunfischsalat, 1 Portion	300	1256
	Tintenfisch, fritiert, 1 Portion, 200 g	350	1465
	Tirami su, 1 Portion	440	1848
K	Tiroler Speckknödel, 2 Stück	410	1716
K	Toast Hawaii, 1 Stück	305	1277
MV	Tomatensalat, 1 Portion	130	544
	Topfen-Palatschinken, 1 Stück	295	1235
K	Tortelett, 1 Stück	125	523
	Trinkschokolade, 1 Tasse	180	753
	Türkischer Mokka, 1 Täßchen	35	147

Nw = Nährwerte: E = viel Eiweiß – bevorzugt essen F = viel Fett – vorsichtig essen
K = viele Kohlenhydrate – überlegt essen M = viele Mineralstoffe – bevorzugt essen
V = viele Vitamine – bevorzugt essen B = Ballaststoffe – gezielt essen

Nw		kcal	kJ
	V		
K	Vanillekipferl, 1 Stück	55	230
	Vanillesoße, 1 EL	14	59
	Verlorene Eier, 1 Portion	225	942
	Viertelpfünder, 1 Stück	420	1764
	Vinaigrette, 1 Portion	190	795
	W		
K	Waffel, gebacken, 1 Stück	200	837
F	Waldorfsalat, 1 Portion	420	1758
F	Weinbergschnecken mit Butter, 6 Stück	250	1047
	Weiße Grundsoße, 1 Portion	120	502
F	Weißwürste, 2 Stück	365	1528
K	Welsh rarebits, 1 Portion	320	1340
K	Whopper, Burger King, 1 Stück	540	2260
	Wiener Backhendl, 1 Portion	570	2386
	Wiener Schnitzel (Kalb, fritiert), 1 Portion, 125 g	480	2009
F	Wiener Würstchen, 1 Paar, 70 g	210	879
E	Wildgulasch, 1 Portion	370	1549
E	Wildschweinkeule, 1 Portion	430	1800
K	Windbeutel mit Sahne, 1 Stück	260	1088
B	Wirsingeintopf, 1 Portion	745	3119
B	Wirsinggemüse (Beilage), 1 Portion	185	774
K	Wuchteln, 1 Stück	235	984
F	Wurstsalat, 1 Portion	465	1946
	Z		
	Zabaione, 1 Portion	190	795
K	Zimtstern, 1 Stück	75	314
	Zucchinigemüse, 1 Portion	175	733
	Zürcher Kalbsgeschnetzeltes, 1 Portion	385	1612
K	Zwetschgendatschi, 1 Stück	180	753
K	Zwetschgenknödel, 1 Stück	225	942
	Zwetschkenröster, 1 Portion	115	481
K	Zwiebelkuchen, Badischer, 1 Stück	170	712
	Zwiebelrostbraten, 1 Portion	525	2198
	Zwiebelsuppe, französische, 1 Tasse	200	837